Anja Schablon

Risiko einer latenten Tuberkulose-Infektion bei Beschäftigten und bei Berufseinsteigern im Gesundheitswesen

Effektivität von arbeitsmedizinischen
Tuberkulose-Vorsorgeuntersuchungen

Anja Schablon

Risiko einer latenten Tuberkulose-Infektion bei Beschäftigten und bei Berufseinsteigern im Gesundheitswesen

Effektivität von arbeitsmedizinischen Tuberkulose-Vorsorgeuntersuchungen

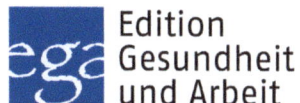
Edition
Gesundheit
und Arbeit

© 2016
Edition Gesundheit und Arbeit,
Schriftenreihe des CVcare, Band 2
*Risiko einer latenten Tuberkulose-Infektion bei Beschäftigten
und bei Berufseinsteigern im Gesundheitswesen*
Effektivität von arbeitsmedizinischen Tuberkulose-Vorsorgeuntersuchungen

2. Auflage
Universitätsklinikum Hamburg-Eppendorf (UKE),
Martinistraße 52, 20246 Hamburg
www.uke.de

Herausgeber
Prof. Dr. med. Albert Nienhaus
a.nienhaus@uke.de

Autor
Anja Schablon

Redaktion
Daniela Delfs

Lektorat
Angelika Buchholz, Frankfurt

Gestaltung
Ethel Knop, Essen

Verlag
tredition GmbH, Hamburg
ISBN: 978-3-8495-5085-1
Printed in Germany

Bibliografische Information der Deutschen Nationalbibliothek
Die Deutsche Nationalbibliothek verzeichnet diese Publikation in der Deutschen Nationalbibliografie; detaillierte bibliografische Daten sind im Internet über http://dnb.d-nb.de abrufbar.

Inhaltsverzeichnis

Abkürzungen

ArbMedVV	Verordnung zur arbeits-medizinischen Vorsorge	MTB	Mycobacteruim tuberkulosis
BCG	Bacille Calmette-Guérin	OR	Odds Ratio
BK	Berufskrankheit	PPD	Purified protein derivative
DOTS	Directly Observed Treatment Strategy	RD	Region of difference
		RR	Relatives Risiko
DZK	Deutsches Zentralkomitee zur Bekämpfung der Tuberkulose	TB	Aktive, behandlungsbedürftige Tuberkulose
IGRA	Interferon-gamma Release Assay	THT	Tuberkulin-Hauttest nach Mendel-Mantoux
IfSG	Infektionsschutzgesetz	TNF-alpha	Tumornekrosefaktor-alpha
INH	Isoniazid	TUR	Thoraxübersichtaufnahme
LTBI	Latente Tuberkulose-Infektion	WHO	Weltgesundheitsorganisation
MDR	Multidrug resistant	QFT	Quantiferon-Gold In-Tube

Vorwort

Public Health und Arbeitsmedizin

Public Health ist als eine gemeinsame Anstrengung der Gesellschaft zu verstehen, die das Ziel hat, die Gesundheit der gesamten Bevölkerung oder von Teilen der Bevölkerung zu erhalten und zu fördern. Um Krankheit und Invalidität zu vermeiden, wird die Bevölkerung mit präventiven, kurativen und rehabilitativen Dienstleistungen versorgt. Im Gegensatz zur kurativen Individualmedizin beschäftigt sich Public Health mit der gesamten Bevölkerung oder Bevölkerungsgruppen und nicht mit dem Individuum. Unter dem gemeinsamen Dach von Public Health wirken verschiedene Disziplinen zusammen. Diese stammen aus unterschiedlichen wissenschaftlichen Traditionen zum einen aus der medizinisch-naturwissenschaftlichen und zum anderen aus der sozial- und verhaltenswissenschaftlichen Tradition. Ein wichtiger Bereich von Public Health ist die Sozialmedizin, die in enger Beziehung zur Arbeitsmedizin steht. Arbeitsmedizin hat das Ziel berufsbedingte Erkrankungen zu vermeiden oder abzumildern (Egger, Razum 2012 S.1ff). Dies geschieht unter anderem durch Vorsorgemaßnahmen durch die Betriebsärzte.

Im Rahmen von arbeitsmedizinischen Vorsorgeuntersuchungen werden Beschäftigte, die sich gesund fühlen daraufhin untersucht, ob ein frühes Stadium einer Erkrankung (z.B. die Latente Tuberkuloseinfektion) vorliegt. Eine frühzeitig eingeleitete Therapie kann sich gegebenenfalls begünstigend auf den Krankheitsverlauf auswirken oder kann z.B. das Risiko, im weiteren Verlauf an einer aktiven TB zu erkranken, reduzieren.

Vorsorgeuntersuchungen und Screening-Programme sollten allerdings immer umfassend evaluiert werden und auf ihren Nutzen hin überprüft werden. Aus Sicht von Public Health steht stets der Gesamtnutzen der Maßnahme im Vordergrund. Alle Screening-Programme und Vorsorge-Programme können unerwünschte Auswirkungen haben und im schlechtesten Fall sogar Schaden anrichten (Egger et al. 2012 S. 143). Daher sollten Screening- und Vorsorge-Programme auch im arbeitsmedizinischen Kontext hohe Qualitätsstandards aufweisen und immer wieder kritisch hinterfragt werden. Grundsätzlich ist zu betonen, dass die arbeitsmedizinische Vorsorgeuntersuchung nicht gleich zusetzen ist mit einem umfassenden bevölkerungsbezogenen Screening-Programm wie z.B das Mammografie-Screening.

Bei der arbeitsmedizinischen Vorsorgeuntersuchung auf eine latente Tuberkuloseinfektion werden nur Risikogruppen untersucht und der zu untersuchende Personenkreis sollte auf diese Gruppe beschränkt bleiben. Auch eignet sich die Tuberkulosevorsorgeuntersuchung nicht für ein großangelegtes bevölkerungsbezogene Aufklärungs- oder Screening-Programm, da die Tuberkulose in Deutschland zu selten geworden ist.

Eine wichtige Voraussetzung für eine sinnvolle Vorsorgeuntersuchung oder ein sinnvolles Screening ist ein geeignetes Testverfahren. Die Entwicklung der Interferon-gamma Release Assays hat neue Möglichkeiten zur Diagnose einer latenten Tuberkulose-Infektion (LTBI) im Rahmen von Vorsorgeuntersuchungen eröffnet. Des Weiteren hat der Rückgang der Tuberkulose in der Bevölkerung in Deutschland es notwendig gemacht, die Vorsorgeuntersuchungen auf Tuberkulose (TB) bei Beschäftigten im Gesundheitswesen anzupassen. Die vorliegende Arbeit geht der Frage nach, welche Faktoren die Prävalenz der LTBI bei Beschäftigten im Gesundheitswesen beeinflussen und welche Strategien zur TB-Vorsorge im Gesundheitswesen angesichts der veränderten epidemiologischen Situation sinnvoll sind.

Die Arbeit ist im Rahmen des „TB-Netzwerk Betriebsärzte" entstanden, für dessen Aufbau die Autorin seit 2006 verantwortlich ist. Dieses Netzwerk wurde zunächst bei der Berufsgenossenschaft für Gesundheitsdienst und Wohlfahrtspflege (BGW) ins Leben gerufen. Seit dem Jahr 2010 wird das Netzwerk vom CVcare am Universitätsklinikum Eppendorf betreut. Im Rahmen des Netzwerkes wird eine betriebliche Epidemiologie entsprechend dem Arbeitssicherheitsgesetz zur Tuberkulose bei Beschäftigten im Gesundheitswesen ermöglicht, indem die Betriebsärzte die Ergebnisse der Vorsorgeuntersuchungen in anonymer Form an das Studienzentrum schicken und dort eine entsprechende Auswertung vorgenommen wird. Anlass für den Aufbau des Netzwerkes war die Frage, ob die neuen IGRA geeignet sind, den Tuberkulin-Hauttest nach Mendel-Mantoux (THT) bei den betriebsärztlichen Vorsorgeuntersuchungen zu ersetzen. Bislang wurden mit den Daten aus dem Betriebsärztnetz sechs wissenschaftliche Publikationen in verschiedenen Fachzeitschriften veröffentlicht (Nienhaus et al. 2007b, Nienhaus et al. 2008a, Nienhaus et al. 2008b, Schablon et al. 2010a, Schablon et al. 2010b, Schablon et al. 2011). Für den schnellen Leser sei zusammengefasst, dass die IGRA zu einer deutlichen Einsparung der Röntgenuntersuchungen zum Ausschluss einer aktiven Tuberkulose bei den Vorsorgeuntersuchungen führen und deshalb dem THT überlegen sind.

Risk of latent tuberculosis infection among health-care staff and career entrants – Effectiveness of TB screening by occupational health services –

Abstract

The decline of tuberculosis in the German population in general has made it necessary to adjust screening for tuberculosis (TB) among employees in the healthcare sector. Interferon-gamma Release Assay (IGRA) development has, moreover, opened up new ways to diagnose latent tuberculosis infection (LTBI) by means of screening tests. This study examines the factors that influence LTBI among employees in the healthcare sector and the TB screening strategies that make sense in the sector in view of the change in the epidemiological situation.

Network data from TB screening by occupational health staff using IGRAs has been evaluated for the prevalence (n=2893) and incidence of LTBI (n=426) among employees and trainees (n=194) in the healthcare sector.

Prevalence (9.0%) and incidence (4.4%) or new illness rates among healthcare sector employees are low. This applies especially to young career entrants (2.1% and 0.6%). The risk of developing active tuberculosis is also low. Nobody who was tested positive went on to develop active tuberculosis.

Valid statements can be made for the first time on the professional risk of healthcare professionals contracting tuberculosis and on evidence-based recommendations for TB screening in accordance with the German Ordinance on Occupational Health Care (ArbMedVV). The findings are as follows: Only close contacts should be screened in preventive medical check-ups. With good hygiene management the intervals between obligatory screenings can be extended from one year to two or three years. Career entrants should only be screened when circumstances so require. Scientific findings make it possible to offer competent and soundly based professional advice to employees about the professional risk of TB infection that they run or about chemical prevention. Occupational health professionals are thereby fulfilling the requirements of a work environment law that takes a more comprehensive view of the risk that exists. Risks are identified at an early stage and by preventive measures, and competent advice strengthens the participatory rights of all concerned.

1 Einleitende Zielsetzung und Fragestellungen

Die Tuberkulose (TB) war historisch eine der großen Seuchen der Menschheit und forderte die meisten Todesopfer weltweit. Sie ist auch heute noch trotz weltweiter Bemühungen zu ihrer Bekämpfung die häufigste bakterielle Infektionskrankheit und gehört zusammen mit Malaria und HIV/AIDS zu den gesundheitspolitisch relevantesten Infektionskrankheiten. Trotz effektiver medikamentöser Therapiemöglichkeiten und effektiver Präventionsstrategien (Directly Observed Treatment, Short-Course, DOTS) ist man von dem Ziel der Eradikation der Tuberkulose weit entfernt. Es stellt sich die Frage, ob dieses Ziel überhaupt erreicht werden kann oder ob es nur möglich ist, die Erkrankungen so weit wie möglich einzudämmen und zu kontrollieren.

Laut den neuesten Daten der World Health Organisation (WHO) gab es 2009 weltweit 9,4 Millionen neue Tuberkulose-Fälle und die WHO geht von etwa 14 Millionen prävalenten TB-Fällen weltweit aus. Im Jahr 2009 starben 1,68 Millionen Menschen an ihrer Tuberkulose-Erkrankung (WHO 2011). Damit ist die Tuberkulose einer der „main killer" in der Welt. Ein wesentlicher Grund für diese Entwicklung ist neben den schlechten Ernährungs- und Lebensbedingungen in den Drittweltländern die HIV-Epidemie. Aufgrund der Immunschwäche durch die HIV-Infektion haben Personen, die sich zusätzlich mit Mycobacterium (M.) tuberculosis infizieren, ein sehr hohes Risiko, an einer aktiven Tuberkulose zu erkranken. Die TB-Inzidenz unter den HIV-Positiven lag im Jahr 2009 zwischen 11 und 13%. 380.000 HIV-Infizierte starben an der Tuberkulose (WHO 2011). Am meisten betroffen von HIV-Erkrankungen sind die afrikanischen Staaten, gefolgt von den Staaten der früheren Sowjetunion, Indien und Südostasien (Hauer et al. 2009 S. 39ff).

Ein zusätzliches ernst zu nehmendes Problem ist das vermehrte Aufkommen von multiresistenten Tuberkulosestämmen (Multidrug resistant, MDR). Gerade die Entwicklung und Verbreitung der multiresistenten TB-Stämme kann sich nach Meinung einiger Experten zu einer Art Zeitbombe entwickeln (Reichman, Hopkins Tanne 2003, Wright et al. 2009). Der größte Anteil an MDR-Tuberkulosen wurde in den ehemaligen Staaten der Sowjetunion beobachtet.

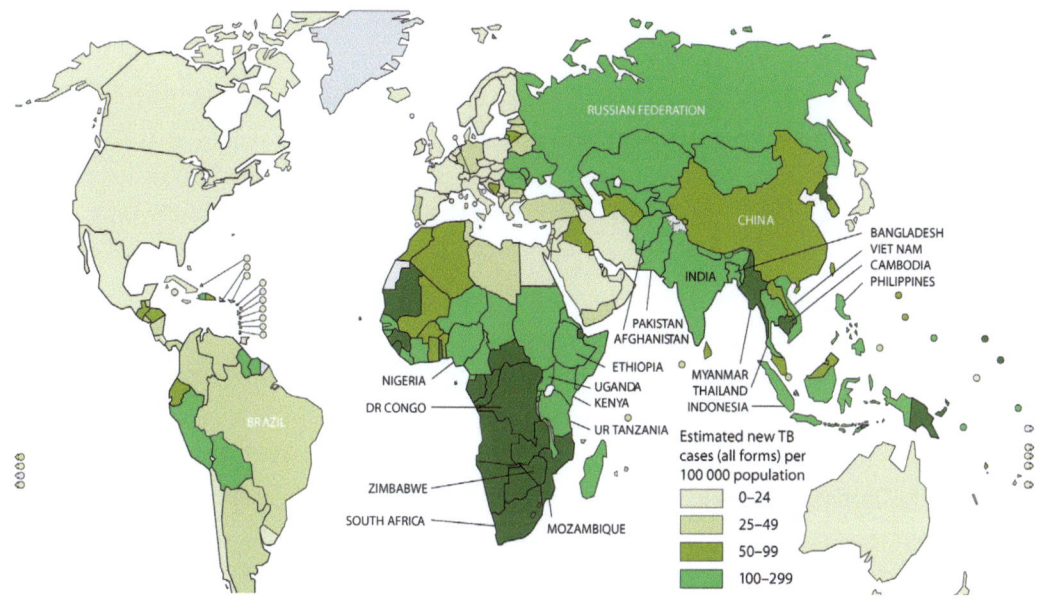

Abbildung 1 Schätzungen der WHO zu Tuberkulose-Neuerkrankungen (alle Formen) weltweit für 2010 (nach WHO, in WHO Report 2011 Global tuberculosis control 2011)

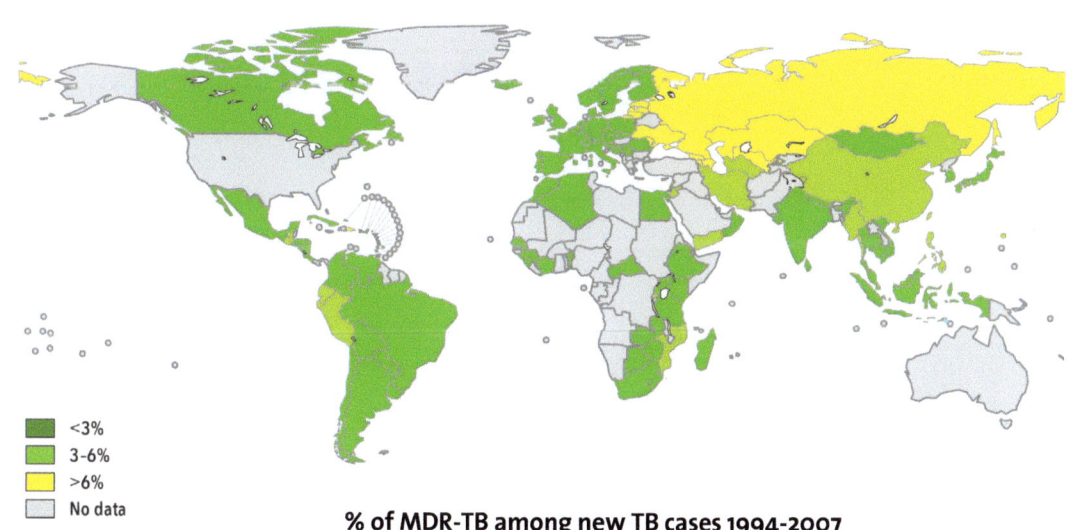

Abbildung 2 Verteilung der Multidrug-resistant-Tuberkulosen bei inzidenten Tuberkulose-Fällen in Prozent 1994-2007 (modifiziert nach WHO)

In Deutschland ist die Tuberkulose rückläufig und mit einer Inzidenz von 5.4 Neuerkrankungen pro 100.000 Einwohner im Jahr 2009 zählt es zu den Niedrig-Inzidenzländern.

Weniger als 3.000 Patienten mit einer offenen infektiösen Lungentuberkulose werden jährlich in Deutschland behandelt. Trotzdem stellt die Tuberkulose weiterhin ein Infektionsrisiko für die Beschäftigten im Gesundheitswesen dar und es erkranken jedes Jahr zwischen 60 und 80 Beschäftigte an einer beruflich bedingten, aktiven Tuberkulose. Dies macht deutlich, dass Vorsorgeuntersuchungen auf eine Tuberkulose durch die Betriebsärzte weiterhin notwendig sind. Allerdings werden die Vorsorgeuntersuchungen nach der Verordnung zur arbeitsmedizinischen Vorsorge (ArbMedVV) nur noch bei eingeschränkten Indikationen durchgeführt und es werden nicht mehr wie in früheren Jahren – mit dem Tuberkulin-Hauttest (THT) – routinemäßig alle Beschäftigten auf eine mögliche latente Tuberkulose-Infektion (LTBI) hin untersucht, weil von einem geringen Infektionsrisiko ausgegangen wird. Das berufliche Infektionsrisiko für die Beschäftigten und die Berufseinsteiger im Gesundheitswesen kann aufgrund fehlender Daten allerdings nur geschätzt werden.

Allgemein wird von einer geringen Prävalenz der LTBI bei Berufseinsteigern ausgegangen. Zahlen zur Häufigkeit der latenten Tuberkulose-Infektionen und Neuinfektionen bei Berufsanfängern im Gesundheitswesen gibt es für Deutschland nicht. Ähnliches gilt auch für andere Beschäftigte im Gesundheitsdienst. Weiterhin ist unklar, wie die Ergebnisse beim seriellen Testen von Risikogruppen wie den Beschäftigten im Gesundheitswesen interpretiert werden sollen.

Diese Dissertation soll einen umfassenden Überblick über das Tuberkulose-Infektionsrisiko bei Beschäftigten im Gesundheitswesen geben. Die aktuellen Daten aus dem Tuberkulose-Netzwerk wurden systematisch ausgewertet und es wurden erstmalig Daten zum TB-Infektionsrisiko bei Berufseinsteigern im Gesundheitswesen erhoben und ausgewertet. Die quantitative Analyse des TB-Infektionsrisikos bei Beschäftigten im Gesundheitswesen macht das Ausmaß des beruflichen Infektionsrisikos in dieser Branche quantifizierbar. Dieses Wissen ist Grundlage, um die Beschäftigten hinsichtlich ihres beruflichen TB-Infektionsrisikos, einer möglichen Chemoprävention (wodurch das Fortschreiten einer Infektion zu einer manifesten Erkrankung verhindert werden kann) oder über die individuelle Gesundheitsförderung beraten zu können. Eine gute und wissenschaftlich fundierte Beratung über berufliche Gesundheitsrisiken stärkt die Eigenverantwortlichkeit und befähigt die Beschäftigten, Entscheidungen treffen zu können. Dadurch wird das Partizipationsrecht gestärkt.

Die Arbeit leistet ebenfalls einen wichtigen Beitrag, die berufsgenossenschaftliche Forschung weiterzuentwickeln. Die arbeitsmedizinischen Vorsorgeuntersuchungen können so effektiver gestaltet werden und es kann ein rationaler Umgang mit dem beruflichen TB-Infektionsrisiko vermittelt werden. Aktuell ist die Frage nicht mehr, ob der Interferon-gamma Release Assay (IGRA) anstelle des THT tritt, es geht vielmehr darum, die Vorsorgeuntersuchungen mit dem IGRA effektiv und sinnvoll zu gestalten und diese Strategie in der betriebsärztlichen Praxis zu etablieren.

Wichtig ist ebenfalls zu überprüfen, ob die derzeitigen Indikationen für regelmäßige Vorsorgeuntersuchungen ausreichend sind und ob bei einer LTBI in jedem Fall eine präventive Chemotherapie durchgeführt werden sollte. Diese Informationen sind insbesondere für infizierte Berufseinsteiger wichtig, da bei ihnen von einer frischen Infektion ausgegangen werden kann und sie von einer Chemoprävention eher profitieren. Dieses Vorgehen der arbeitsmedizinischen Vorsorge inklusive der Chemoprävention ist neben den Umgebungsuntersuchungen nach dem Infektionsschutzgesetz ein wichtiger Bestandteil von „Public Health", um die Tuberkulose in Deutschland auch weiterhin zu kontrollieren und die Neuerkrankungszahlen so gering wie möglich zu halten.

Fragestellungen der Arbeit:

Wie hoch ist die Prävalenz der LTBI bei Beschäftigten im Gesundheitswesen (BiG) sowie bei Berufseinsteigern und welche Faktoren beeinflussen die Prävalenz der LTBI?

Wie häufig sind Reversionen und Konversionen im IGRA bei wiederholten Vorsorgeuntersuchungen und welche Faktoren beeinflussen die Reversions- und Konversionsraten?

2 Hintergrund

2.1 Tuberkulose als Berufskrankheit – ein historischer Überblick der Sozialgeschichte der Tuberkulose in Deutschland

Die Tuberkulose (TB) ist eine chronische Infektionskrankheit. Ausgelöst wird sie durch das Mycobacterium tuberculosis. Die Tuberkulose kann alle Körperorgane befallen. Die Übertragung erfolgt durch Tröpfcheninfektion. Ob die Krankheit ausbricht und wie schwer ihr Verlauf wird, hängt von mehreren Faktoren ab: zum einen von der Anzahl und Aktivität der Mykobakterien im Körper und vom Immunstatus der betroffenen Person. Die häufigste Form der Tuberkulose ist die Lungen-Tuberkulose, bei der auch die Ansteckungsgefahr am größten ist (Morgenroth, Schnabel 1999, S. 79ff).

Wahrnehmung der Tuberkulose

Die Tuberkulose ist eine Erkrankung, die oft als Geißel der Menschheit bezeichnet wurde. Schon vor rund 6000 Jahren sind Menschen an Tuberkulose gestorben, wie sich durch Röntgenaufnahmen der Skelette nachweisen ließ. Zwar waren in der Antike Krankheitsbegriff und Diagnose noch unbekannt, aber schon Hippokrates hatte mit der Phthisis das Hauptsymptom, den „Schwund" detailliert beschrieben. Während des Mittelalters wurde häufig von „Tuberkula" berichtet, jedoch wurde dieser Begriff synonym für alle knötchenförmigen Veränderungen unterschiedlicher Herkunft benutzt (Kropp et al. 2009, S. 21ff).

Anders als z.B. bei der Pest oder auch bei der Cholera variierte die Wahrnehmung der Tuberkulose in der Bevölkerung seit dem 18. Jahrhundert sehr stark. Susan Sontag beschreibt in ihrem Buch „Krankheit als Metapher" eindrücklich, dass nur zwei Krankheiten in spektakulärer und ähnlicher Weise mit Metaphern belegt worden sind: Die eine ist Krebs und die andere ist Tuberkulose. „Die im letzten Jahrhundert ausgelösten Phantasien über Tuberkulose sind Reaktionen auf eine Krankheit, die als unheilbar und launisch galt. Solange man die Ursache der Krankheit nicht verstand, wurde sie als mysteriös, heimtückisch und als unerbittlicher Diebstahl des Lebens angesehen." (Sontag 1981, S. 7ff).

Der Mythos TB versteht die Tuberkulose als eine Erkrankung der Leidenschaft. Das Fieber war ein Zeichen des inneren Brennens. Der Tuberkulosekranke wird von seiner Glut verzehrt und dies führt zu einer Auflösung des Körpers (Sontag 1981, S. 25). So wurden schon weit vor der Romantik Metaphern aus dem Bereich der TB gebraucht, um das Bild von einer krankhaften Liebe, die verzehrt zu beschreiben.

Bis zur Mitte des 18. Jahrhunderts war die Tuberkulose noch nicht stark verbreitet. In diesem Jahrhundert bis Mitte des 19. Jahrhunderts sprach man von der „romantischen Krankheit". Man stellte eine besondere Beziehung zwischen Tuberkulose, Kunst und Literatur her. Der Tuberkulosekranke sah den Grund seiner Erkrankung in seiner Besonderheit. Viele TB-Kranke hielten sich für „schön" zart, blass, durchsichtig, ätherisch, aber auch leidenschaftlich bis zum Äußersten (Hähner-Rombach 2000, S. 31ff). Neben Künstlern und Schriftstellern schienen auch Liebende und Bohemiens anfällig für die Tuberkulose zu sein.

„Es war Mode, an der Lunge zu leiden, alle, insbesondere aber die Dichter, waren schwindsüchtig, es gehörte zum guten Ton, nach jeder Empfindung, die nur im geringsten sinnlich war, Blut zu spucken und mit noch nicht einmal 30 Jahren zu sterben."

(Alexandre Dumas)

Dieses romantische Bild der Tuberkulose spiegelt sich z. B. in Alexandre Dumas‘ Kameliendame, Giuseppe Verdis Oper La Traviata wieder. In der Kunst setzte sich z. B. Edward Munch, dessen Mutter und Schwester an der Tuberkulose gestorben waren, in seinem Bild „Frühling" von 1889 mit seinen Erlebnissen auseinander.

Die Tuberkulose lieferte mehr als anderthalb Jahrhunderte lang ein metaphorisches Äquivalent für Zartheit, Sensibilität, Traurigkeit und Kraftlosigkeit (Sontag 1981, S. 73). Die Tuberkulose war somit über lange Zeit eine Krankheit im Dienste der romantischen Weltanschauung (Sontag 1981, S. 83).

Mit der zunehmenden Ausbreitung der Tuberkulose, besonders in der Arbeiterklasse, änderte sich das Bild und es wurde nun von der Tuberkulose als der „proletarischen Krankheit" gesprochen. Dies entsprach zunächst einmal den objektiven Gegebenheiten. In der ersten Hälfte des 19. Jahrhunderts starben im deutschen Reich jährlich bis zu 120.000 Menschen an der Tuberkulose und weitaus mehr waren an ihr erkrankt (Hähner-Rombach 2000, S. 32ff). Die zunehmende Industrialisierung und Verstädterung trug wesentlich zur Ausbreitung der Tuberkulose bei. Die armen Arbeiterfamilien lebten in beengten und unhygienischen Wohnvierteln. Ein abschreckendes Beispiel dafür war das Hamburger

Gängeviertel. Bei einem Besuch des Viertels äußerte sich Robert Koch bestürzt über die schlechten Wohnverhältnisse. In die kleinen Wohnungen drangen so gut wie kein Licht oder Frischluft ein. Durch die Nähe zum Hafen und der Elbe wurden die unteren Stockwerke häufig überflutet und konnten kaum abtrocknen. In der Folge wurden die Häuser abgerissen und so entstanden die begrünten, weiträumigeren Arbeiterviertel in Barmbek, Wandsbek und Eppendorf, die damals noch außerhalb des Stadtgebiets lagen und zum Teil bis heute das Stadtbild Hamburgs prägen (Kropp et al. 2009, S. 24ff).

In anderen Gebieten in Deutschland wie z. B. im Ruhrgebiet kam eine ungeheuer hohe Luftverschmutzung durch die großen Industrieanlagen hinzu. Der Staub in der Luft und den Fabriken zwang die Menschen, die Fenster geschlossen zu halten, um Ruß und Rauch auszusperren. Dies führte wegen der unzureichenden Belüftung der Wohnräume zur Ausbreitung der Tuberkulose in den Familien (Kropp et al. 2009, S. 24). Weitere begünstigende Faktoren für die massenhafte Ausbreitung der Tuberkulose waren die harten Arbeitsbedingungen und die schlechte Ernährung der Arbeiter und ihrer Familien. Zwar bemühten sich in dieser Zeit die Gewerkschaften vermehrt, die schlechten Lebens- und Arbeitsbedingungen der Arbeiter zu verbessern, aber jeder Streiktag konnte die schlechte Situation der Familien verschärfen. Oft mussten sie hungern, weil das Geld nicht ausreichte, um die Familie mit Lebensmitteln zu versorgen. So wurde auch der Ruf nach billigeren Lebensmitteln laut (Hähner-Rombach 2000, S. 33).

In der zweiten Hälfte des 19. Jahrhunderts bildete sich ein Verständnis von Krankheit und Gesundheit heraus, das Gesundheit mit Leistungsfähigkeit gleichsetzte. Diese Verknüpfung wurde später im 20. Jahrhundert von den Nationalsozialisten zur Maxime erhoben. Jeder Einzelne hatte nun die Pflicht, alles zu tun, um gesund und leistungsfähig zu sein. Gelang ihm das nicht, wurde dies mit Pflichtversäumnis und Versagen gleichgesetzt und in der Folge wurde er von der Volksgemeinschaft ausgegrenzt. Tuberkuloseerkrankte wurden als „asoziale Kranke" gebrandmarkt und der Gruppe der Arbeitsscheuen, Alkoholiker, Landstreicher, Prostituierten, Zigeuner und Homosexuellen zugerechnet. Tuberkulosekranke hatten kein Anrecht auf Verständnis, Unterstützung und Behandlung, da sie in den Augen der Nationalsozialisten wertlos waren. Sie wurden zwangsweise in Tuberkuloseheilstätten gebracht und zum Teil systematisch unterversorgt, um die Kosten so gering wie möglich zu halten. Stand und soziale Herkunft spielten dabei keine Rolle mehr (Hähner-Rombach 2000, S. 34-35).

Nach der Entdeckung des Streptomycins im Jahre 1943 konnte die Tuberkulose erstmals geheilt werden. Beim drastischen Rückgang der Tuberkulosesterblichkeit in den Industrieländern spielte allerdings die Verbesserung der Lebens-, Arbeits- und Wohnbedingungen und damit die Hebung der sozialen Lage eine wesentliche Rolle (Teleky 1999, S. 135). Auch Thomas McKeown vertrat die Ansicht, dass der Rückgang der Tuberkulose in England nicht etwa auf spezifische Behandlungsmethoden oder die BCG-Impfung zurückzuführen sei, sondern vielmehr hauptsächlich auf die Verbesserung des Lebensstandards (McKeown1982, S.135ff). Die Sterblichkeit der an Tuberkulose Erkrankten in England und Wales verringerte sich seit dem Aufzeichnungsbeginn 1838 stark. Die Grafik von McKeown zeigt deutlich, dass der größte Teil des Rückgangs erfolgte, bevor 1943 erstmals eine wirksame Behandlung eingeführt wurde.

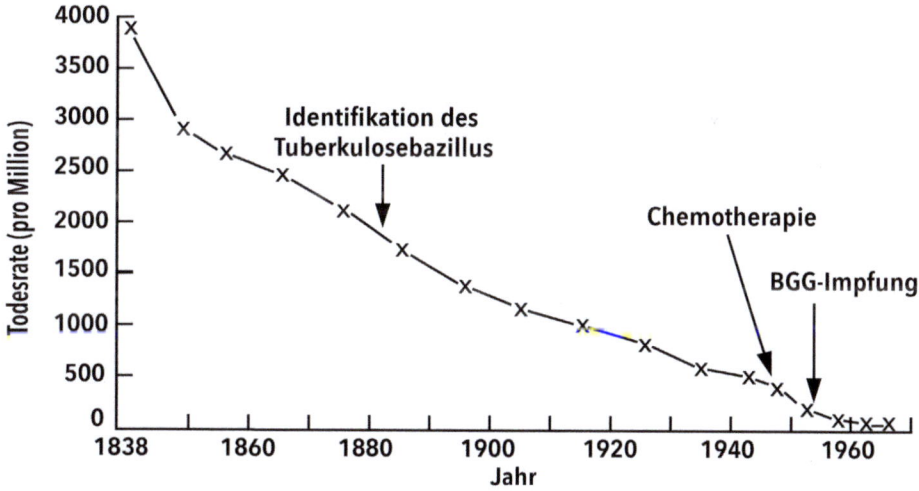

Abbildung 3 Mittlere jährliche Todesraten (standardisiert auf die Bevölkerung in England und Wales von 1901) aus McKeown: Bedeutung der Medizin 1982, S.136

Mitte der siebziger Jahre des 20. Jahrhunderts galt die Tuberkulose in Deutschland als überwunden (Hähner-Rombach 2000, S.18). Die Heilstätten wurden geschlossen und die wenigen TB-Kranken, die es noch gab, zählten nun zu den Randgruppen der Gesellschaft (Obdachlose, HIV-Kranke, Alkoholiker) (Hähner-Rombach 2000, S. 30ff). Damit wurde die Tuberkulose in der gesellschaftlichen Wahrnehmung zu einer Erkrankung von Randgruppen. Durch das Auftreten der HIV-Epidemie (1981) verstärkte sich dieser Eindruck in der Bevölkerung noch.

Tuberkulosebekämpfung im 19. und zu Beginn des 20. Jahrhunderts

Da die Früherkennung der Tuberkulose ein wichtiger Teil im Kampf gegen die Ausbreitung der Krankheit war, kam es zur Gründung von speziellen Fürsorgestellen. Die erste wurde 1899 in Halle an der Saale eingerichtet und sollte zum einem Tuberkulosekranke in den Wohnviertel aufspüren, zum anderen die Betroffenen mit stärkenden Lebensmitteln wie Milch versorgen, Heilkuren veranlassen und bessere Wohnungen vermitteln. Allerdings wurde ihre Arbeit durch ein gewisses Misstrauen in der Bevölkerung erschwert. Die Kranken, aber auch ihre Angehörigen zeigten wenig Bereitschaft, sich den Maßnahmen der staatlichen Tuberkulosebekämpfung zu unterwerfen. Von selbst gingen sie weder zu den Wohltätigkeitsvereinen noch suchten sie die Fürsorgestellen auf. Niemand wollte die Fürsorgerinnen im Haus haben und damit den Nachbarn signalisieren, dass in der Familie ein an Tuberkulose Erkrankter lebte. Auch wollten die Mütter ihre kranken Kinder nicht in die Obhut der Fürsorgerinnen geben oder, wenn sie selbst erkrankt waren, ihre Familien für einen mehrmonatigen Sanatoriumsaufenthalt verlassen. So blieben sie zu Hause, was die Ansteckungsgefahr innerhalb der Familie und des Umfelds deutlich erhöhte (Hähner-Rombach 2000, S. 359ff). Auch in der Ärzteschaft herrschte Misstrauen gegenüber den Fürsorgestellen. Die Ärzte sahen ihre alleinige Kompetenz gefährdet und boykottierten zum Teil deren Arbeit (Hähner-Rombach 2000, S. 243).

Neben den Fürsorgestellen wurden umfangreiche Aufklärungskampagnen ins Leben gerufen. Sie dienten dem Hauptzweck, Informationen zur Krankheitsentstehung und zu den Übertragungswegen zu verbreiten und zur Reinlichkeit aufzufordern. Neben Spuckverbotstafeln und Spucknäpfen, die in öffentlichen Gebäuden und Verkehrsbetrieben aufgestellt wurden, gab es Lichtbildvorträge, Plakate und Bildtafeln, die unentgeltlich von den Fürsorgestellen zur Verfügung gestellt wurden. Die Plakate und Tafeln wurden an häufig frequentierten Plätzen aufgehängt (Ausstellungsband Hygienemuseum Dresden 1995).

Außer der Aufforderung zur Reinlichkeit wurde auch die Parole „mehr Licht, mehr Luft" propagiert. Dies hatte Einfluss auf den sozialen Wohnungsbau und den Neubau von Krankenhäusern. Ein Beispiel dafür war der Neubau des Universitätskrankenhauses in Hamburg Eppendorf (1884-1889). Dieses wurde am damaligen Rand der Stadt gebaut, wo es noch keine Luftverschmutzung gab und die Gebäude wurden in einem neuen Pavillonsystem erbaut, das viele Jahrzehnte

Vorbild für andere Krankenhausneubauten in aller Welt war. Bis heute ist trotz des zentralen Neubaus die parkähnliche Struktur erhalten geblieben (Kropp et al. 2009, S. 25).

Ein weiteres Instrument des Staates zur Bekämpfung der Tuberkulose wurde mit der Entdeckung der Röntgenstrahlung durch Konrad Röntgen im Jahre 1885 zur Verfügung gestellt. Dank der Entwicklung des Schirmbildverfahrens wurde die Einführung der Röntgen-Reihenuntersuchung im großen Maßstab möglich. In der Zeit des Nationalsozialismus (1936) wurde dies erstmals im großen Stil eingeführt (Hähner-Rombach 2000, S. 28).

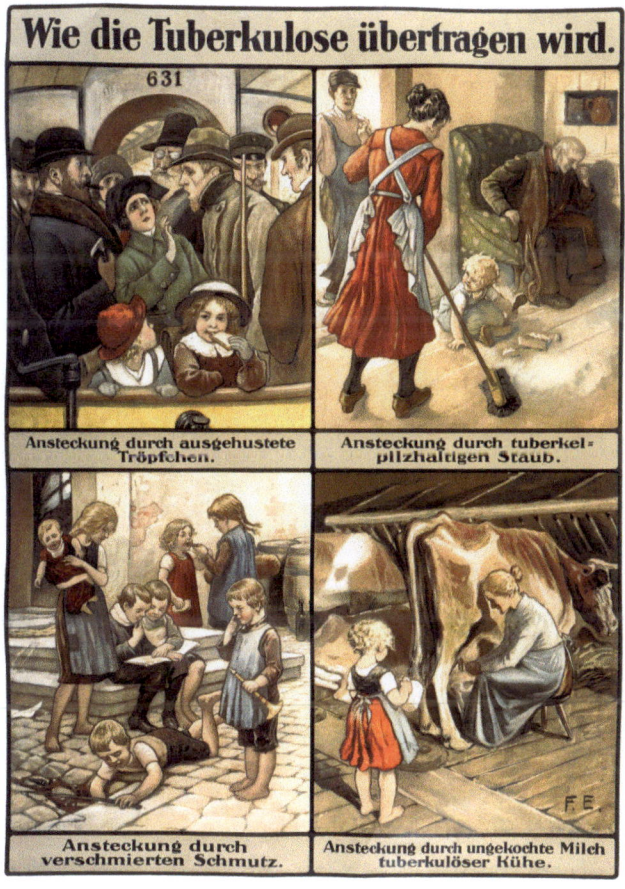

„Wie die Tuberkulose übertragen wird: Tröpfchen-, Staub-, Schmierinfektion und Ansteckung durch ungekochte Milch tuberkulöser Kühe." Aus der Unterrichtssammlung über Tuberkulose, Tafel 2, Deutsches Hygiene-Museum, 1920er Jahre.

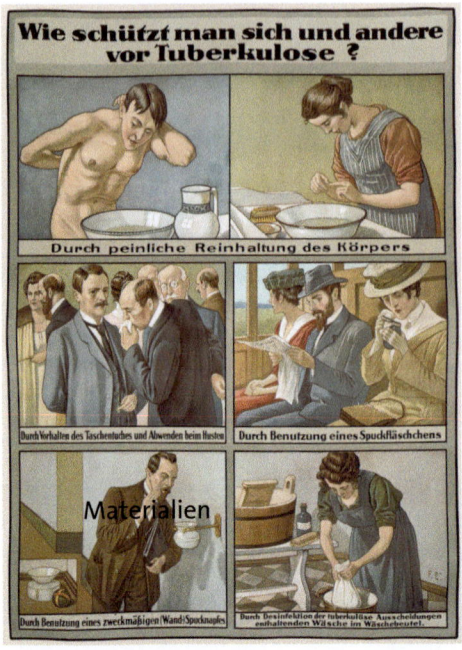

Bildtafel aus den 30er Jahren: „Wie schützt man sich und andere vor Tuberkulose?"

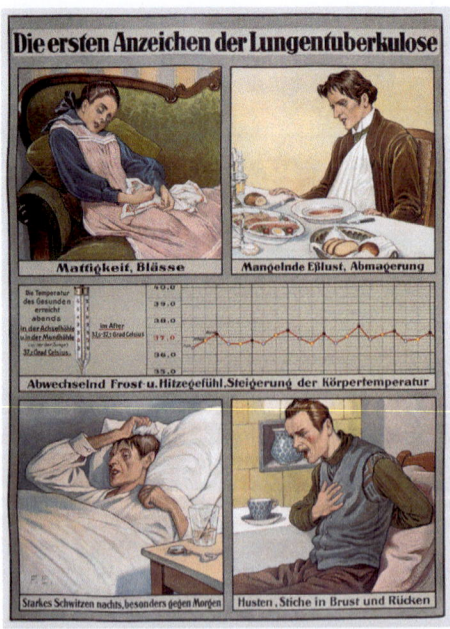

Bildtafel aus den 30er Jahren: „Die ersten Anzeichen der Lungentuberkulose"

Quelle: Ausstellungsband: „Das große Sterben – Seuchen machen Geschichte", 1995 (mit freundlicher Genehmigung des Hygiene-Museums Dresden).

Behandlung der Tuberkulose

Dass die Tuberkulose ansteckend sei, wurde erstmals von Aristoteles behauptet. Es dauerte aber noch bis ins 20. Jahrhundert, bis dies endgültig nachgewiesen wurde. Selbst nach der Entdeckung des Mycobacteriums tuberculosis durch Robert Koch im Jahre 1882 waren sich Mediziner und Sozialreformer nicht einig darüber, wie man die Tuberkulose am besten eindämmen kann. Die Sozialreformer und Sozialmediziner, darunter auch Rudolph Virchow, forderten, neben der Bekämpfung des Bakteriums zusätzlich die Lebensbedingungen der Menschen zu verbessern, während die Bakteriologen sich einzig auf die Bekämpfung des Bakteriums konzentrierten. Letzteres kam dem Staat entgegen, da es ihm Argumente dafür lieferte, den kostspieligen Forderungen der Gewerkschaften, Sozialreformer und Sozialdemokraten nach Einführung des Achtstundentags, Förderung des sozialen Wohnungsbaus, Einsatz von Gewerbeinspektoren sowie Lohnerhöhungen und billigeren Lebensmitteln nicht nachkommen zu müssen (Hähner-Rombach 2000, S. 23 -24).

In den folgenden Jahren konzentrierte man sich hauptsächlich auf die naturwissenschaftliche Forschung nach einem Heilmittel. Im Jahre 1890 stellte Robert Koch Tuberkulin als Heilmittel vor, was sich aber ziemlich schnell als Irrtum herausstellte. Nachdem die Verabreichung von Tuberkulin zu vielen Todesfällen geführt hatte, wurde es ab Anfang des 20. Jahrhunderts nur noch als Diagnostikum verwendet.

Die Tuberkulosebehandlung konzentrierte sich nun auf die von Hermann Brehmer propagierte Heilbarkeit der Tuberkulose durch eine Freiluft- und Liegekur. Diese Liegekuren waren im letzten Viertel des 19. bis in die erste Hälfte des 20. Jahrhunderts neben dem Pneumothorax das Haupttherapeutikum gegen die Tuberkulose. Die Liege- und Freiluftkuren sollten an sogenannten „immunen Orten" durchgeführt werden. Als immune Orte galten Regionen in Höhenlagen mit konstant vermindertem Luftdruck. Nach langwierigen Verhandlungen wurde die erste Lungenheilstätte in Schlesien gegründet. Viele andere sollten folgen. Verbunden waren die Liegekuren mit einer sehr disziplinierten Lebensweise. Sie bestanden aus einer Kombination klimatischer Gegebenheiten, einer speziellen Diät mit viel Milch und Cognac und möglichst langen Aufenthalten im Freien. Die monatelange Behandlung erforderte auch die uneingeschränkte Anerkennung der dominanten Position des Arztes (Kropp et al. 2009, S. 25ff). Peter Dettweiler, der Nachfolger und Schüler Brehmers, beschrieb dies wie folgt:

„Die Liegekur bezweckt nichts Geringeres, als durch persönliche Hygiene und Diät, durch stete Belehrung, Überwachung, durch Beispiel und festgelegte Tagesordnung, nicht am wenigsten durch die Persönlichkeit des Arztes, eine auf die jeweilige Leistungsfähigkeit angepasste Lebensweise herbeizuführen bzw. zu erzwingen." (in Hähner-Rombach, S. 145)

Dettweiler erfand den typischen Liegestuhl und den Taschenspucknapf, den „Blauen Heinrich". In den Sanatorien entwickelten sich spezielle Lebensbeding-ung-en, die Thomas Mann in seinem Zauberberg literarisch festgehalten hat. In der zunächst rein individualtherapeutisch verstandenen Unterbringung in einer „geschlossenen Einrichtung" fand der Gedanke der Isolierung, zur Vermeidung einer Ansteckung, erst später Eingang, als die Heilstättenbehandlung als Massenprophylaktikum eingesetzt wurde (Kropp et al. 2009, S. 25ff).

Nach der Gründung der Rentenkassen übernahmen diese die Kosten für die Behandlung und es wurden zunehmend mehr Heilstätten errichtet, in denen auch ärmere Bevölkerungsschichten behandelt wurden. Hauptträger dieser Heilstätten wurden die Rentenkassen (LVA) (Hähner-Rombach 2000, S. 164ff).

Zwar erwiesen sich die Vorstellungen Brehmers über die Heilung der TB als falsch, aber seine Methode war doch sehr erfolgreich. Durch die oft monatelange Behandlung in den Heilstätten mit einer hygienisch-diätetischen Behandlungsweise konnte die Lungentuberkulose günstig beeinflusst werden und in vielen Fällen führte dies auch zur Heilung. Es schien allerdings davon abzuhängen, welcher sozialen Schicht man angehörte, ob die Besserung von Dauer war und auch nach dem Verlassen der Heilstätten anhielt. Arbeiter und niedrige Beamte versuchten, ihre Aufnahme in die Volksheilstätten so lange wie möglich hinauszuzögern, weil die Familien von ihrem Einkommen abhängig waren. So kamen sie häufig erst in einem fortgeschrittenen Stadium der Krankheit in die Anstalten, was sich ungünstiger auf den Verlauf auswirkte (Teleky 1999, S. 75ff). Allerdings waren auch bei einer frühen Einweisung die Heilungsresultate zwar häufig besser, aber nicht so gut wie bei den Patienten in den Heilstätten für die Wohlhabenden. Dies lag nach Einschätzung des Sozialmediziners Ludwig Teleky wohl auch an der längeren Verweildauer. In den Volksheilstätten wurden die Patienten zumeist nach drei Monaten entlassen und kehrten dann in ihre früheren Verhältnisse zurück. Bei noch nicht ausgeheilter Tuberkulose war die Gefahr eines erneuten Rückfalls groß (Teleky 1999, S. 78ff).

Auch die Behandlung mit dem sogenannten „Pneumothorax-Verfahren", das 1882 von Carlo Forlanini in Turin vorgestellt wurde, führte nicht zur Heilung der Betroffenen. Es handelte sich vielmehr um ein sehr gefährliches und entstellendes Verfahren (Kroop et al. 2009, S.28ff). Erst mit der Entdeckung des Streptomycins gab es die Chance auf eine Heilung.

Mit der Entdeckung der Röntgenstrahlung im Jahre 1895 durch Konrad Röntgen wurde es möglich, eine Tuberkulose zu diagnostizieren und den Fortschritt der Behandlung zu kontrollieren. Einen weiteren Beitrag zur Bekämpfung der Tuberkulose lieferte auch die Ausrottung der Rindertuberkulose, damit konnte eine Tuberkulose nicht mehr durch die infizierte Milch der erkrankten Rinder auf die Menschen übertragen werden (Kropp et al. 2009, S. 30).

Historische Entwicklung der gesetzlichen Unfallversicherung

Seit dem Aufbau des dualen Sozialversicherungssystems Ende des 19. Jahrhunderts durch den damaligen Reichskanzler Otto von Bismarck ist die gesetzliche Unfallversicherung neben den Krankenkassen wichtiger Bestandteil des öffentlichen Gesundheitssystems. Gegründet wurde die Unfallversicherung am 6. Juli 1884 (RGBI S. 69). Sie regelte zunächst nur Entschädigungen bei Arbeitsunfällen und war auf die Beschäftigten bestimmter Unternehmen, etwa im Bergbau und in Fabriken, beschränkt. Die Grundprinzipien von damals sind allerdings bis heute erhalten geblieben: sozialer Schutz für die Arbeitnehmer bei gleichzeitiger Haftungsersetzung für den Unternehmer. Die Unternehmen zahlen alleine die Beiträge zur gesetzlichen Unfallversicherung, die dann den Arbeitnehmer entschädigt. Dafür wird der Unternehmer von allen Haftungsansprüchen gegenüber den Versicherten befreit (Becker 2004, S.1).

Die veränderten Produktionsprozesse in der Industrie, die zunehmende Diskussion über die steigenden Kosten im Sozialsystem und die neuen Regelungen der Europäischen Gemeinschaft (z. B. EG-Rahmenrichtlinie 98/391-/EWG von 1992) haben jedoch dazu geführt, dass das bestehende duale Arbeitsschutzsystem einen neuen Zuschnitt bekommen hat. Die europäischen Regelungen folgen einem neuen Leitbild. Das ursprüngliche Konzept des Arbeitsschutzes in Deutschland war eher technisch orientiert. Die Aufsicht und Überwachung der Betriebe bezüglich der Einhaltung der Unfallverhütungsvorschriften stand im Vordergrund und es wurde von einer passiven Rolle der Beschäftigten ausgegangen. Schädigungen wurden nur im Zusammenhang von Unfall- und Berufskrankheit gesehen. Im neuen, europäisch geprägten Leitbild wird nun ein Wechsel angestrebt hin zu einem Arbeitsumweltrecht, das Gefährdung umfassend versteht. Gefährdungen sollen frühzeitig und präventiv erfasst werden und alle Akteure im Betrieb sollen auf die Gestaltung der Arbeitsbedingungen einwirken können. Durch die neuen europäischen Arbeitsschutzregelungen wurde dem demokratischen bzw. zivilgesellschaftlichen Konzept „Public Health" im Verfügungsbereich des Betriebs zu einer Legitimation verholfen, die es bis dahin so nicht gab (Müller 2001, S. 21ff).

Die neuen Arbeitsschutzregelungen stärken die Rechte der Arbeitnehmer. Diese haben nun das Recht auf Beratung bei Gesundheitsproblemen, die mit ihrer beruflichen Tätigkeit zusammenhängen sowie auf Information über Risiken und über Möglichkeiten der Gesundheitsförderung (Müller 2001, S. 23).

Um diese neuen Aufgaben des Arbeitsschutzes erfüllen zu können, benötigen die beteiligten Akteure zuverlässige, evidenzbasierte Kenntnisse über die beruflichen Gefährdungen und Risiken. Dies ist ohne wissenschaftliche Forschung nicht möglich. Mit der Überführung der Reichsversicherungsordnung in das Sozialgesetzbuch im Jahre 1996 wurde die Forschung erstmals als besondere Aufgabe der Unfallversicherungsträger rechtlich festgeschrieben. Der Paragraf § 9 Absatz 8 verpflichtet die Unfallversicherungen, bei der Weiterentwicklung des Berufskrankheitenrechts durch eigene Forschung mitzuwirken. Dazu gehört auch, innerhalb einer bestehenden Berufskrankheitenziffer (BK) zu überprüfen, welche Berufsgruppen gefährdet sind. Entsprechend den Leitlinien der berufsgenossenschaftlichen Forschung (HVBG 2004) soll die Arbeitsschutzforschung „praxisorientiert und verwertbar" sein. Als Ausgangspunkt dienen die Erkenntnisse aus dem Arbeitsunfall-, Wegeunfall- und Berufskrankheitengeschehen. Auch sind die Berufsgenossenschaften aufgefordert, nicht nur beruflich verursachte Erkrankungen zu verhüten, sondern sie sollen auch den Nachweis über die Wirksamkeit ihrer Präventionsmaßnahmen erbringen (Nienhaus 2010, S. 9ff).

Anerkennung der Tuberkulose als Berufskrankheit

Dass die Beschäftigten im Gesundheitswesen ein erhöhtes TB-Infektionsrisiko haben, wurde lange Zeit nicht erkannt. Noch in den 20er Jahren des vergangenen Jahrhunderts wurde dies für nahezu unmöglich gehalten. Vielmehr galten vor allem Tuberkulose-Sanatorien im Hinblick auf eine mögliche beruflich verursachte TB als „the safest place one can be". Übertragungen auf Ärzte wurden als „Märchen" deklariert und die Angst vor einer möglichen Ansteckung als „Phtisiophobie" abgetan. Dass das Infektionsrisiko deutlich unterschätzt wurde, zeigte sich auch daran, dass man der Ansicht war, es gebe keinen Grund dafür, bei einer TB der Arbeit fernzubleiben. Man war der Meinung, dass eine Übertragung bei Erwachsenen meistens zu verhüten sei. Bei der Erweiterung der Leistungen der Unfallversicherung auf gewerbliche Berufskrankheiten im Jahr 1925 gehörten die Infektionskrankheiten noch nicht zu den anerkannten Berufskrankheiten (Kropp et al. 2009, S. 32). Allerdings änderte sich dies im Jahr 1929. Die zweite Berufskrankheitenverordnung trat am 1.1.1929 in Kraft. In ihr wurde die Liste der Berufskrankheiten von 11 auf 22 Positionen erweitert. Einer der Hauptgründe für die Steigerung der entschädigten Fälle war das Vorkommen von schwerer Staublunge, der Silikose und der Silikotuberkulose (Milles 1985, S. 19). Damit war die Tuberkulose die erste Infektionskrankheit, die als Berufskrankheit (BK) in die Liste der zu entschädigenden Berufskrankheiten aufgenommen wurde. Dies war zugleich die Geburtsstunde der Berufsgenossenschaft für Gesundheitsdienst und Wohlfahrtspflege. Im Jahr 1950 war die Tuberkulose die am häufigsten gemeldete Berufskrankheit (BK). Aber schon im Jahr 1969 war ihr Anteil auf 18% gefallen und im Jahr 2001 lag er nur noch bei 10% (Kropp et al. 2009, S. 32ff). Dieser Rückgang der BK-Fälle spiegelte sehr gut den positiven Abwärtstrend der TB-Inzidenz in der Allgemeinbevölkerung wider.

Erst als man in den USA zunehmend tuberkulin-negative Krankenschwestern bei der Pflege von älteren, oft kavernösen und somit hochinfektiösen Tuberkulosekranken einsetzte, konnte in Tuberkulinkonversionsstudien eine erhöhte Infektionsgefahr dieser Berufsgruppe nachgewiesen werden. Das zunehmende Verständnis der Infektionswege half, Bereiche mit einem erhöhten Infektionsrisiko zu identifizieren, wie z. B. Labore, Bronchoskopie-Abteilungen und Autopsieräume. Nach dem zweiten Weltkrieg gab es beim Krankenpflegepersonal – je nach Alter – eine bis zu 6,7-fach erhöhte Tuberkulosesterblichkeit im Vergleich zur weiblichen Allgemeinbevölkerung in den jeweiligen Altersgruppen. In der Pathologie schien das Infektionsrisiko besonders hoch gewesen zu sein. Jeder vierte bis fünfte Arzt in Hamburg, der zwischen 1940 und 1947 länger als vier Monate in der Pathologie gearbeitet hatte, erkrankte an einer aktiven Lungentuberkulose. Dies traf auch auf technische Assistentinnen, Pfleger und Reinigungspersonal zu. Damit war die Tuberkulose bei den Beschäftigten in der Pathologie 6-mal höher als bei Internisten und 40-mal höher als bei Chirurgen (Kropp et al. 2009, S. 33).

Der Rückgang der Tuberkulose in der Allgemeinbevölkerung und die damit einhergehende Verringerung der Krankheitshäufigkeit führte zu einer relativen Erhöhung der Zahl von TB-Patienten im Krankenhaus, die zum Teil 10-mal höher war als die TB-Inzidenz in der Allgemeinbevölkerung. Ein anderes Problem war die verzögerte Diagnosestellung (Kropp et al. 2009, S. 33). In den 1970er Jahren galt die Tuberkulose als fast besiegt oder verschwunden (Hähner-Rombach 2000, S. 145). Gerade junge Ärzte waren mit den Symptomen und dem Erscheinungsbild der Tuberkulose nicht mehr vertraut. Dies erhöhte die Wahrscheinlichkeit, dass Tuberkulosen lange unerkannt blieben und Präventionsmaßnahmen erst spät ergriffen werden konnten, was mit einem erhöhten Infektionsrisiko für die Beschäftigten einherging. In den 1970er Jahren wurden vermehrt TB-Fälle gemeldet, vor allem bei Zahnarzthelferinnen und bei Beschäftigten im ambulanten Bereich. Es wurde eine 40- bis 100-mal höhere Exposition gegenüber M. tuberculosis der Beschäftigten im Gesundheitsdienst im Vergleich zur Allgemeinbevölkerung errechnet. Deshalb wurde die Tuberkulintestung für alle Beschäftigten im Gesundheitsdienst zu Einstellungsbeginn eingeführt und alle Auszubildenden mit einem negativen Tuberkulintest wurden BCG-geimpft. Die Unfallverhütungsvorschrift, nach der nur tuberkulin-positive Personen im Gesundheitsdienst arbeiten durften, wurde aufgrund des Rückgangs der TB und der fraglichen Schutzwirkung der BCG-Impfung im Jahr 1982 geändert (Kropp et al. 2009, S. 34).

Eine Analyse aus der Lungenfachklinik in Großhansdorf im Zeitraum von 1950-1979 zeigte deutlich, dass es trotz sinkender TB-Inzidenz in der Allgemeinbevölkerung durchschnittlich pro Jahr einen Tuberkulose-Fall bei den Mitarbeitern gegeben hatte, und dass die Inzidenz bei den Beschäftigten nicht wesentlich geringer ausfiel, was eigentlich zu vermuten gewesen wäre. Am häufigsten erkrankten medizinisch-technische Berufsgruppen (31,3%), gefolgt von Ärzten (23,0%) und Krankenschwestern (13,6%). Die Autoren gingen daher von einer bestehenden „stark fließenden" Infektionsquelle aus (Schumacher, Sommerwerck 1981). Eine Analyse des beruflichen Infektionsrisikos in der Lungenfachklinik mehr als 25 Jahre später ergab eine geringere LTBI-Prävalenz bei den Mitarbeitern der Lungenfachklinik als bei anderen Beschäftigten im Gesundheitsdienst zum selben Zeitpunkt (7,2% versus 9,6%). Es wurde keine aktive Tuberkulose diagnostiziert (Schablon et al. 2009).

Aufgrund des starken Rückgangs der TB in der Bevölkerung (Abbildung 4) ging man davon aus, dass nur noch für bestimmte Arbeitsbereiche (z. B. Lungenfachkliniken, Labore), in denen es regelmäßig zu Kontakt zu TB-Patienten oder TB-Material kommt, ein erhöhtes Infektionsrisiko für die Beschäftigten bestehe (Jentgens, Wandelt-Freerksen, 1993). Für alle anderen Bereiche im Gesundheitsdienst wurde ein erhöhtes Infektionsrisiko ausgeschlossen. Diese Einschätzung

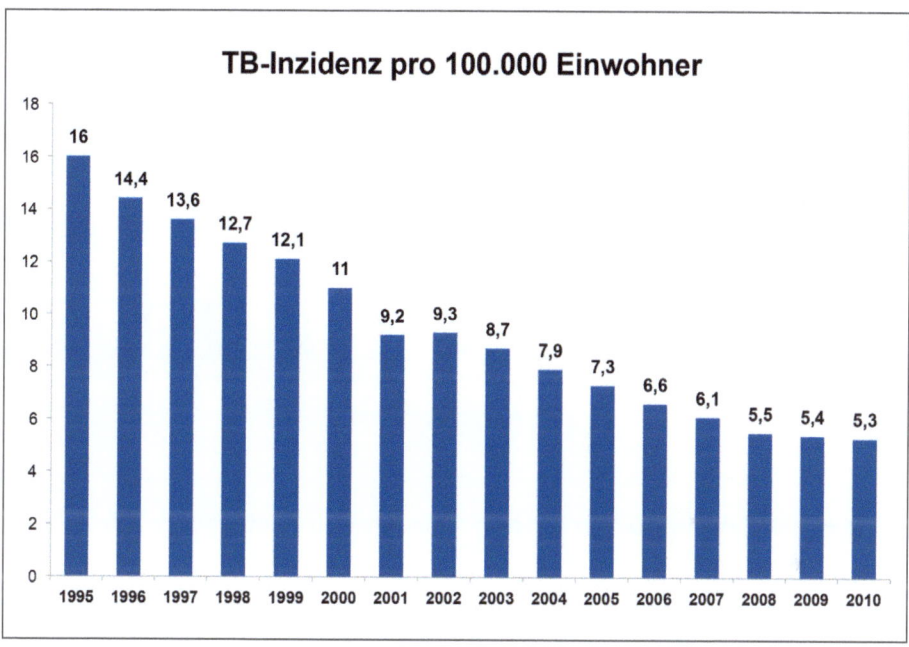

TB-Inzidenz pro 100.000 Einwohner

Abbildung 4 Zeitlicher Verlauf der TB-Inzidenz in Deutschland von 1995 bis 2010.

änderte sich erst in den vergangenen Jahren durch neue epidemiologische Studien, neue Methoden in der Molekularbiologie, wie dem Fingerprinting und die neuen Testverfahren zur Diagnose einer LTBI. Auf diese Studien und neuen Testverfahren wird im Abschnitt zum beruflichen Infektionsrisiko ausführlich eingegangen.

2.2   Aktuelle Tuberkulose-Situation in Deutschland

In den vergangenen 50 Jahren ist ein stetiger Abwärtstrend der Tuberkulose-Neuerkrankungen in Deutschland zu verzeichnen (Abbildung 4). Der stetige Rückgang der Tuberkulose in Deutschland setzte sich auch im Jahr 2009 weiter fort: Insgesamt wurden 4.444 Tuberkulosefälle beim RKI registriert. Dies entsprach einer Inzidenz von 5,4 Neuerkrankungen pro 100.000 Einwohner (Brodhun et al. 2011). Allerdings stellte das RKI einen langsameren Rückgang fest als in den Vorjahren. Männer erkranken deutlich häufiger an einer Tuberkulose als Frauen.

Insgesamt lag die TB-Inzidenz in der männlichen Bevölkerung bei 6,6/100.000 Einwohner und in der weiblichen Bevölkerung bei 4,3/100.000.

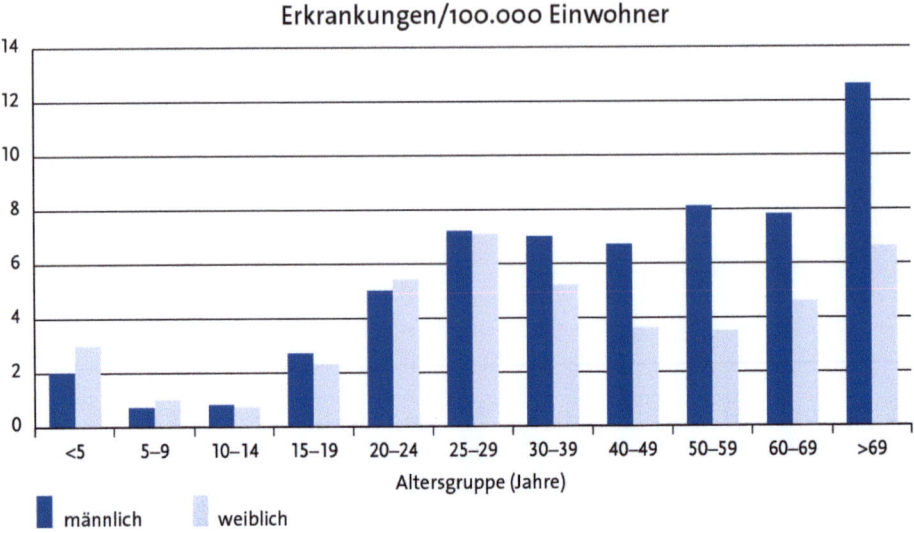

Abbildung 5 Tuberkulose-Inzidenz pro 100.000 Einwohner nach Altersgruppe und Geschlecht (n=4.433) (Brodhun et al. 2011)

Diese geschlechtsspezifischen Unterschiede zeigten sich vor allem in den höheren Alterstufen (>40 Jahre). Besonders deutlich wurde dies in der Altersgruppe der über 70-Jährigen. Hier gibt es die höchste Inzidenz von 8,4 Erkrankungen pro 100.000 Einwohner mit Raten von 11,5 bei den Männern und 6,2 bei den Frauen. Eine weitere Häufung von TB-Fällen fand man bei jüngeren Erwachsenen im Alter von 25-29 Jahren (7,2), wobei hier aber vor allem die ausländische Bevölkerung betroffen war. Wurde nach der Staatsangehörigkeit stratifiziert, so ergaben sich deutliche Unterschiede in der Häufigkeit der Tuberkuloseerkrankungen. Insgesamt lag die Inzidenz bei den ausländischen Staatsbürgern bei 21/100.000 und war damit 5,6-mal so hoch wie die Inzidenz in der deutschen Bevölkerung mit 3,8/100.000. Bei der Stratifizierung nach dem Herkunftsland unterscheidet sich die Altersstruktur der an TB Erkrankten am deutlichsten. Der Anteil der TB-Kranken, die in Deutschland geboren waren, betrug 55,4%. Im Ausland geboren waren 44,6% der TB-Kranken, letztere meistens in der Türkei oder in den Staaten der ehemaligen Sowjetunion.

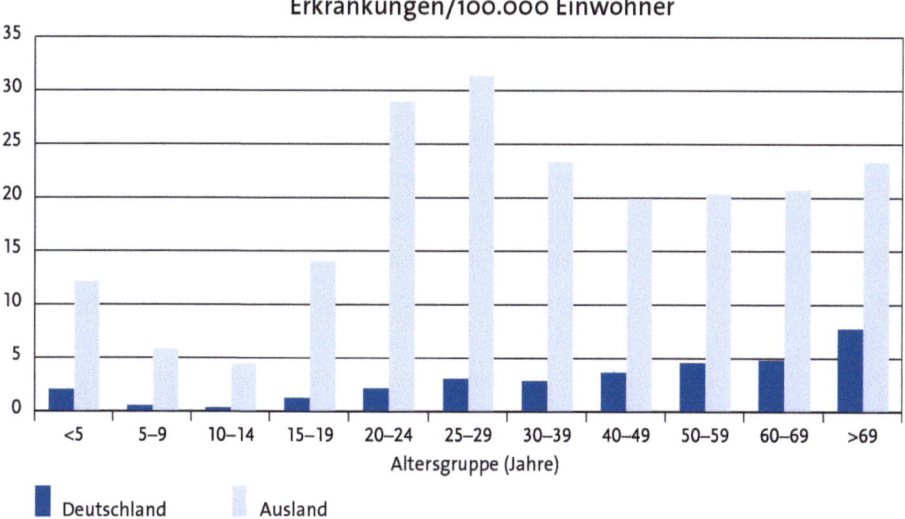

Erkrankungen/100.000 Einwohner

Altersgruppe (Jahre)

■ Deutschland   ▒ Ausland

Abbildung 6 TB-Inzidenz pro 100.000 Einwohner nach Altersgruppe und Staatsangehörigkeit (Brodhun et al. 2011)

Die häufigste Form der Tuberkulose mit einem Anteil von 80,2% (3.480) der Fälle
war die Lungentuberkulose. Unterscheidet man zwischen offener und geschlos-
sener TB, so lag die Inzidenz der offenen Lungentuberkulose bei 3,4 pro 100.000
Einwohner (2.749 Erkrankungen). Die Inzidenz der geschlossenen Form lag mit 0,9
pro 100.000 Erkrankungen deutlich niedriger. Bei mehr als einem Drittel (36,1%)
der Lungentuberkulosen wurde die besonders ansteckende mikroskopisch positive
Form diagnostiziert. Damit stieg 2009 zum ersten Mal in den vergangenen Jahren
die absolute Zahl und auch die Inzidenz der mikroskopisch positiven offenen
Lungentuberkulosen in Deutschland wieder an (1.255 versus 1.188 Fälle, Inzidenz 1,5
vs. 1,4). Ob es sich dabei eher um einen Zufallsbefund handelt oder ob dies dafür
spricht, die Präventionsbemühungen weiter zu verstärken und eine frühzeitige
Diagnose und Therapieeinleitung zu gewährleisten, kann an dieser Stelle nicht
geklärt werden (Brodhun et al. 2011).

Der Anteil der extrapulmonalen Tuberkulosen lag bei 19,8%. Der Anteil multi-
resistenter Stämme ist im Vergleich zum Vorjahr von 1,6% (49 Fälle) auf 2,1% (63
Fälle) angestiegen. Bei den Migranten aus den ehemaligen Sowjetstaaten wurden
die meisten multiresistenten Tuberkuloseerkrankungen festgestellt. Der Anteil
der Todesfälle sank im Vergleich zum Vorjahr um vier Fälle, insgesamt starben 154
Patienten im Jahr 2009 an einer TB. Dies entsprach einer Mortalitätsrate von 0,2
pro 100.000 Einwohner (Brodhun et al. 2011).

2.3 Testverfahren zur Diagnose einer latenten Tuberkulose-Infektion

Mit dem Rückgang der Tuberkulose-Inzidenz in der Bevölkerung haben sich auch der Inhalt und die Bedeutung von Vorsorgeuntersuchungen bei Beschäftigten im Gesundheitswesen geändert. Früher stand die frühzeitige Erkennung einer aktiven, behandlungsbedürftigen Tuberkulose-Infektion im Vordergrund. Nun richten sich die Präventionsbemühungen vor allem auf die Diagnose und Behandlung einer LTBI (Stop TB Partnership, WHO 2006, American Thoracic Society 2000). Dadurch wird die Wahrscheinlichkeit des Fortschreitens einer LTBI zu einer aktiven, behandlungsbedürftigen Tuberkulose und somit auch die Übertragung von Mycobacterium tuberculosis verringert. Dies ist in Niedrig-Inzidenzländern der zentrale Hebel in der Tuberkulose-Prävention geworden.

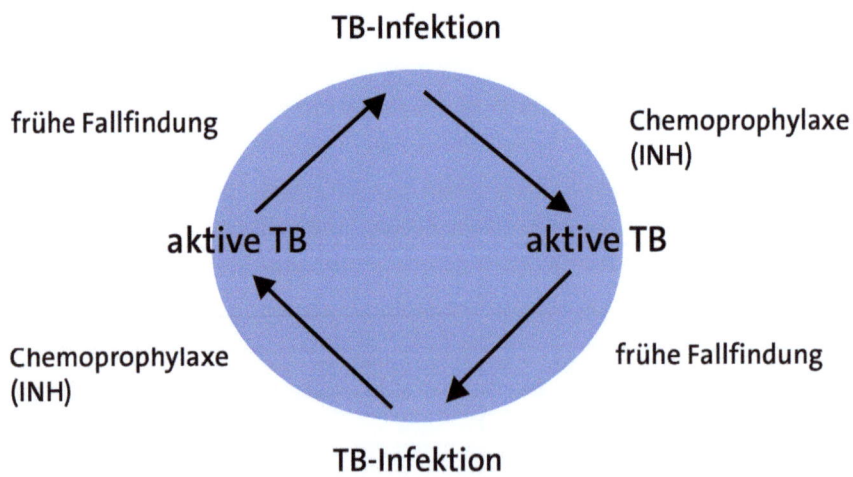

Abbildung 7 TB-Präventionsschema in Ländern mit niedriger TB-Inzidenz

Diese Strategie erfordert einen zuverlässigen Test, der es ermöglicht, eine sichere Diagnose zu stellen und die Prävalenz der LTBI valide zu bestimmen. Die Testverfahren zur Diagnose einer LTBI werden im folgenden Abschnitt vorgestellt. Im Anschluss wird der aktuelle Stand der wissenschaftlichen Evaluation der neuen Interferon-gamma Release Assays dargestellt.

2.3.1 Tuberkulin-Hauttest

Der Tuberkulin-Hauttest nach Mendel-Mantoux (THT) war bisher der einzige Test, der seit nahezu 100 Jahren zur Diagnose der LTBI benutzt wurde (Menzies et al. 2007b). Er weist allerdings einige Nachteile auf und erfüllt die Anforderungen an einen zuverlässigen Test nicht. Der THT beruht auf einer spezifischen lympho-zytären Immunantwort auf die iatrogen zugefügten Proteine PPD (purified protein derivative), eine Mischung aus 200 verschiedenen Antigenen, welche nicht nur bei M. tuberculosis, sondern auch bei den M. bovis-Stämmen, die für die BCG-Impfung verwendet werden, und bei verschiedenen Umweltmykobakterien vorhanden sind. Eine vorherige BCG-Impfung führt daher in nicht vorhersagbarer Art zu posi-tiven Hautreaktionen (Farhat M et al. 2006). Die Kreuzreaktivität bei den BCG-Ge-impften lässt außerdem nur in unkalkulierbarer Weise mit der Zeit nach. Der Impfstatus beeinflusst die Größe der Induration bei dem THT. Anders als zuvor geglaubt, können selbst Indurationen >15mm oder gar >20mm von einer BCG-Impfung oder von wiederholten BCG-Impfungen verursacht werden (Tripodi et al. 2009, Torres Costa et al. 2011a, Nienhaus et al. 2008a). Dies erschwert die Interpretation des THT. Falsch-negative Tests können zudem neben Applikations-fehlern auch bei einer geschwächten Immunkompetenz auftreten. Anders als beim Interferon-gamma-Test verfügt der THT nicht über eine positive Testkontrolle, mit der unterschieden werden kann, ob das negative THT-Ergebnis auf eine feh-lerhafte Applikation, eine mögliche Immunsuppression oder auf eine fehlende TB-Exposition zurückzuführen ist (Diel, Nienhaus 2009a). Kreuzreaktionen mit Umweltmykobakterien führen ebenfalls zu falsch-positiven Ergebnissen. Diese Nachteile und vor allem der niedrige positive prädiktive Wert des THT in Niedrig-Inzidenzländern sind verantwortlich dafür, dass der THT als Screeningmethode im Gesundheitswesen nur eingeschränkt geeignet ist (Schablon, Nienhaus 2007, Nienhaus et al. 2007a). Ein weiteres Manko war die geringe Akzeptanz durch die Betriebsärzte, die den THT als Untersuchungsmethode für den Nachweis einer LTBI im Rahmen der arbeitsmedizinischen Vorsorgeuntersuchung zumeist ablehnten.

2.3.2 Interferon-gamma Release Assays

In den vergangenen Jahren gelang es, auf der Basis der Genomsequenzierung des M. tuberculosis neue Testverfahren zu entwickeln, die auf dem Nachweis von Interferon-gamma beruhen. Dieses wird von den T-Lymphozyten sezerniert, die im Rahmen einer aktuellen oder früheren Infektion mit M. tuberculosis sensibilisiert wurden. Diese Fortschritte in der Molekularbiologie haben zur Entwicklung neuer In-vitro-Tests geführt. Auf dem deutschen Markt sind seit 2004 zwei Interferon-gamma Release Assays (IGRA) verfügbar: der QuantiFeron®-TB-Gold In Tube (QFT-IT) und der T-SPOT-TB™. Beide Testverfahren beruhen auf der Messung der zellge-bundenen Immunantwort auf die spezifischen Antigene ESAT 6 und CPF 10. Beim QFT-IT wird zusätzlich das Antigen TB7.7 verwendet. Beide Tests besitzen eine CE-Zertifizierung (Hauer et al. 2006).

Frühe Formen der IGRAs verwendeten purified protein derivative (PPD) als stimulierende Antigene. Die neuesten Versionen der IGRAs verwenden die o. g. spezifischeren, synthetischen Antigene des M. tuberculosis. Die Verwendung dieser Antigene der RD-1-Region (regions of difference 1) wurde erst nach der Dechiffrierung des TB-Genoms möglich. Sie sind wesentlich spezifischer als das PPD, welches der THT verwendet, da sie weder bei den M. bovis-Impfstämmen noch bei den meisten Umweltmykobakterien (Ausnahmen: M. kansasii, M. szulgai, M. marinum) vorhanden sind. Die Testergebnisse der beiden Interferon-gamma Release Assays, die mindestens zwei RD1-Antigene verwenden, werden nicht durch eine BCG-Impfung und die meisten Umweltmykobakterien beeinflusst (Menzies et al. 2007b, Nahid et al. 2006, Pai et al. 2006c).

In Deutschland ist der Quantiferon-Gold-In-Tube-Test verfügbar. Er verwendet die drei spezifischen Antigene der RD-1-Region: das ESAT 6, CPF 10 und TB7.7.

Der QFT-Gold In Tube (Cellestis Limited, Carnegie, Australien) bestimmt quan-titativ die IFN-gamma-Freisetzung sensibilisierter T-Lymphozyten im Vollblut mit-tels der ELISA-Methode (Enzym-Linked Immunosorbent Assay). Insgesamt werden 3 ml Vollblut mittels venöser Blutentnahme in drei heparinisierte Teströhrchen abgenommen. Eines der Röhrchen ist mit den spezifischen Antigenen beschichtet, die anderen dienen der Positiv- und Negativkontrolle. Nach der Blutentnahme wer-den die Röhrchen entweder 8-10-mal hin und her geschwenkt oder fünf Sekunden geschüttelt. Nach der Inkubation über 16-24 Stunden bei 37 Grad Celsius werden die Proben zentrifugiert und nach der Plasmaentnahme wird mittels ELISA durch die Verwendung anti-humaner, monoklonaler IFN-gamma-Mäuseantikörper und nach der Zugabe des Enzymkonzentrats quantitativ die IFN-gamma-Menge be-stimmt. Ab einer IFN-Konzentration von $\geq 0{,}35$ IU/ml nach Abzug der Nullkontrolle ist der Test positiv (Hauer et al. 2006, Cellestis 2005).

Beim T-SPOT.TB™ (Oxford Immunotec Limited Abingdon, Oxfordshire, Groß-britannien) wird hingegen mithilfe eines vereinfachten ELISPOT-Verfahrens (En-zym-Linked Immunospot Assay) die Anzahl der Interferon-gamma produzierenden sensibilisierten Effektor-T-Zellen als Anteil einer determinierten Zahl aus dem Voll-blut separierter, peripherer mononuklearer Zellen gemessen (Hauer et al. 2006). Es werden spezielle Blutentnahmeröhrchen verwendet, die die Lymphozyten von den übrigen Zellen trennen. Die Röhrchen müssen laut Herstellerangabe innerhalb von acht Stunden bei einer Temperatur von 18-25 Grad Celsius ins Labor gebracht wer-den, ansonsten drohen Sensitivitätsverluste. Nach dem Zentrifugieren, Waschen und dem Zählen der Zellen werden diese auf Mikrotiterplattenvertiefungen gege-ben, die mit einer mit IFN-gamma-Mäusekörpern beschichteten Membran ausge-kleidet sind. Die Antigen-Panels werden zugefügt und über 16-20 Stunden inku-biert. Es kommt zur Freisetzung von IFN-gamma aus den sensibilisierten T-Zellen. Dieses bindet sich an die Antikörper auf dem Boden. Die Zellen werden durch die Waschvorgänge abgewaschen. Nach erneuter enzymgekoppelter Zugabe von Antikörpern, Inkubation und Waschung wird das ungebundene Konjugat entfernt und nach Zugabe eines Substrats kommt es zur Bildung von sogenannten Spots. Diese werden gezählt und liefern das Maß für die Menge von M. tuberculosis-sensibilisierten T-Lymphozyten. Ab einer Anzahl von ≥6 Spots ist der Test positiv (Hauer et al. 2006).

Beide Testverfahren sind als gleichwertig einzustufen. In der Studie von Diel et al. (2009) wurden beide IGRAs miteinander verglichen. Diel und Kollegen untersuchten 812 enge Kontaktpersonen zu TB-Indexpatienten im Rahmen von Umgebungsuntersuchungen sowohl mit dem QFT als auch mit dem T-SPOT.TB und verglichen die Ergebnisse mit dem THT. Insgesamt identifizierten sie fünf Varia-blen, die die Wahrscheinlichkeit für ein positives IGRA-Testergebnis erhöhten. Diese waren Alter, Kontakt zu einem Sputum-positiven Indexfall, hustender Patient, kumulative Expositionszeit und Migrations-hintergrund. Die Überein-stimmung der beiden IGRAs war sehr gut (Agreement 93,9%, k=0,85). Wurde ein positives Ergebnis mit dem IGRA als tatsächliche TB-Infektion interpretiert, so ergab sich für den THT eine Sensitivität von 72% (>10 mm) und 39,7% (>15 mm). Ersetzt man den THT durch den IGRA, so würde sich die Anzahl der zu untersuchen-den Personen deutlich reduzieren (Diel et al. 2009b).

2.4 Aktueller Stand der Forschung zur Evaluation der neuen Interferon-gamma Release Assays

2.4.1 Spezifität und Sensitivität

Nach der Entschlüsselung der DNA des M. tuberculosis gelang es, drei Antigene zu identifizieren, die eine Interferon-gamma-Freisetzung bei den sensibilisierten Lymphozyten erzeugen. In der ersten Meta-Analyse von Menzies et al. aus dem Jahr 2007 wurde die Sensitivität und Spezifität der beiden Interferon-gamma Release Assays mit dem Tuberkulin-Hauttest zur Diagnose der LTBI bei gesunden, immunin-kompetenten Erwachsenen und bei Kindern verglichen (Menzies et al. 2007b).

Aufgrund des fehlenden Goldstandards zur Diagnose der LTBI diente als Surro-gat die aktive behandlungsbedürftige TB. Als Ersatz zur Beurteilung der Spezifität wurden Kollektive mit einem geringen Infektionsrisiko als Surrogat angenommen. Insgesamt wurden in der Meta-Analyse 58 Studien zur Sensitivität und Spezifität, die sowohl die aktuellen Testversionen als auch Vorläuferversionen des QFT- oder ELISPOT-Tests verwendet haben, berücksichtigt. Die gepoolte Sensibilität der Test-verfahren lag beim THT bei 0,71 (95% KI 0,65-0,74), beim ELISPOT bei 0,88 (95% KI 0,81-0,95) und beim QFT bei 0,76 (95% KI 0,7-0,83). Die gepoolte Spezifität für die Studienkollektive mit niedrigem Risiko für eine LTBI betrug beim ELISPOT 92% und beim QFT 97%. Beide Tests werden nicht durch eine BCG-Impfung beeinflusst. Die Spezifität des THT war erwartungsgemäß mit 66% deutlich geringer. Wurde nach BCG-Impfung stratifiziert, erhöhte sich die Spezifität des THT bei den nicht BCG-Geimpften auf 98% (Menzies et al. 2007b). In den sechs Jahren seit der kommer-ziellen Markteinführung nahm die Anzahl der Meta-Analysen zum Gebrauch der IGRAs deutlich zu.

Mittlerweile stehen weitere Reviews und Meta-Analysen zur Diagnose einer LTBI und einer aktiven TB zur Verfügung. Gleiches gilt für einzelne Bevölkerungs-gruppen, wie Beschäftigte im Gesundheitswesen, Kinder und enge Kontakt-personen zu TB-Indexfällen (Diel et al. 2010, Zwerling et al. 2011, Diel et al. 2011a, Sester et al. 2011).

In der aktuellen Meta-Analyse von Diel et al. (2011) zum Gebrauch der IGRAs zur Diagnose einer LTBI ergab sich eine gepoolte Spezifität von 98% (95% KI 86,8-99,9%) für den T-SPOT.TB und 100% (95% KI 97,6-100%) für den QFT. Für den THT ergab sich in der gepoolten Analyse eine Spezifität von 88,7% (95% KI 84,6-92,0%) mit einem Range von 55% (95% KI 38,5-70,7%) bis 95% (95% KI 87,7-97,2%). Der negative prädiktive Wert der beiden IGRAs in Ländern mit niedriger TB-Inzidenz lag bei 99,8% beim QFT und bei 97,8% beim T-SPOT.TB (Diel et al. 2011a).

In der Meta-Analyse von Diel et al. (2010) wurden die Sensitivität und die Spezifität der beiden kommerziell erhältlichen IGRAs bei bestätigten Tuberkulosefällen im Vergleich zum THT analysiert. Ingesamt wurden 124 Studien in die Meta-Analyse einbezogen. Die gepoolte Sensitivität des THT betrug 70% (95% KI 0,67-0,72) im Vergleich zu 81% (95% KI 0,78-0,83) beim QFT und 88% (95% KI 0,85-0,90) beim T-SPOT.TB. Wurden nur die Studien, die in Industrieländern mit niedriger TB-Inzidenz durchgeführt worden waren, berücksichtigt, erhöhte sich die gepoolte Sensitivität auf 84% (95% KI 0,81-0,87) für den QFT und auf 89% (95% KI 0,86-0,91) für den T SPOT.TB (Abbildung 8). Die gepoolte Spezifität lag bei beiden Tests deutlich höher. Der QFT wies eine Spezifität von 99% (95% KI, 0,98-1,00) auf und der T-SPOT.TB mit 86% (95% KI 0,81-0,90) lag nur knapp darunter. Die Rate nicht auswertbarer Testergebnisse war hingegen gering (2,1% beim QFT und 3,8% beim T-SPOT. TB) (Diel et al. 2010).

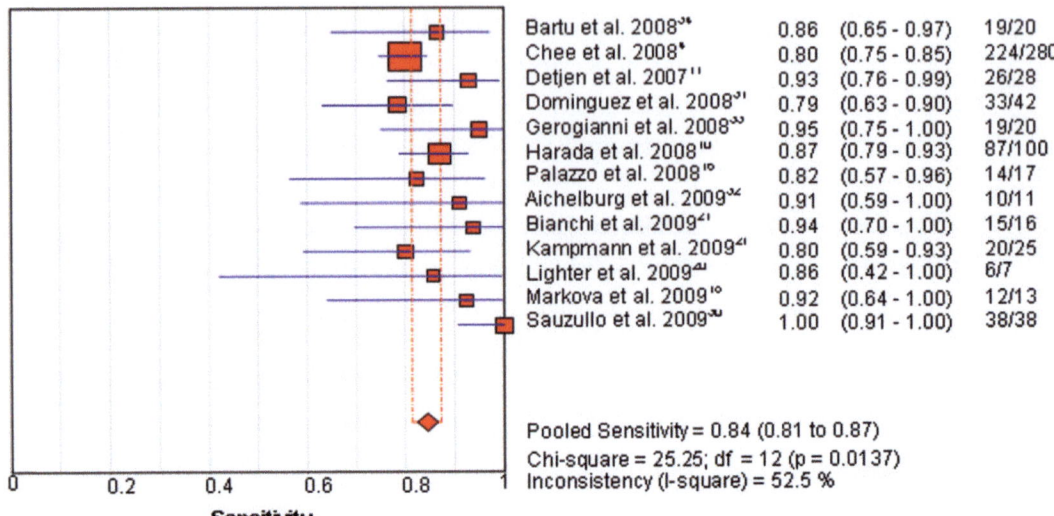

Abbildung 8 Forest plot der Sensitivität des QFT in Industrieländern (Diel et al. 2010)

In der aktuellen Meta-Analyse zur Diagnose einer aktiven Tuberkulose im Blut und anderen Sekreten zeigte sich, dass die IGRAs eine höhere Sensitivität aufwiesen als der THT. Die gepoolte Sensitivität des QFT im Blut lag bei 80% (95% KI 0,75-0,84). Die gepoolte Sensitivität des QFT in anderen Sekreten (z. B. Bronchiallavage) lag bei 48% (95% KI 39-58%), beim T-SPOT.TB lag sie bei 88% (95% KI 82-92%). Die Spezifität des QFT im Blut lag bei 79% (95% KI, 0,75-0,82). Der QFT zeigte deutlich mehr undeterminierte Testergebnisse als der T-SPOT. TB (23,1% zu 5%) (Sester et al. 2011).

2.4.2 Reproduzierbarkeit und serielles Testen mit den IGRAs

Die Variabilität der IGRA-Testergebnisse hängt von verschiedenen Faktoren ab. Zum einen von der Präzision der Messung im Labor und zum anderen von der natürlichen Variabilität des Immunsystems.

Reproduzierbarkeit der IGRAs

Bislang wurden nur wenige Langzeitstudien bezüglich der Variabilität der IGRAs über einen längeren Zeitraum und über deren Reproduzierbarkeit veröffentlicht. Vor allem die Studien zur Reproduzierbarkeit der IGRAs wurden fast ausschließlich in Hoch-Inzidenzländern wie Indien und Südafrika durchgeführt mit meist wenigen Studienteilnehmern (Detjen et al. 2009, Van Zylt et al. 2009, Veerapathan et al. 2008).

In der Studie von van Zylt et al. (2009) wurden 26 Beschäftigte im Gesundheits-wesen innerhalb von drei Wochen viermal mit dem QFT und dem T-SPOT.TB untersucht. Veränderungen von +/- 80% bei den IFN-Konzentrationen und +/- 3 Spots beim T-SPOT.TB wurden beobachtet. Bei 9% der Tests gab es diskordante Ergebnisse zwischen den beiden IGRA-Tests. Detjen und Kollegen (2009) kamen in ihrer Studie zu dem Ergebnis, dass der QFT eine sehr hohe Reproduzierbarkeit aufwies, wenn er innerhalb von drei Tagen jeden Tag wiederholt wurde (Detjen et al. 2009). In einer indischen Studie wurden 14 Beschäftigte im Gesundheitswesen mit dem QFT untersucht. Insgesamt wurde innerhalb von zwölf Tagen der QFT viermal durchgeführt. Die Ergebnisse bestätigten eine hohe Test- und Re-Test-Reproduzierbarkeit bei der dichotomen Auswertung, aber nur eine moderate Reproduzierbarkeit, wenn die Konzentrationen ausgewertet wurden (Veerapathan et al. 2008). Ringshausen et al. (2011) untersuchten in ihrer Studie sowohl die Variabilität der IGRA-Ergebnisse innerhalb von vier Wochen als auch die Repro-duzierbarkeit des QFT und des T-SPOT.TB. Auch sie bestätigen, dass die IGRAs eine sehr hohe Re-Test-Reproduzierbarkeit aufwiesen. Es gab keine veränderten Testergebnisse von positiv zu negativ und umgekehrt (Ringshausen et al. 2011). Alle Studien stellten somit eine hohe Reproduzierbarkeit des QFT über einen kurzen Untersuchungszeitraum fest.

Serielles Testen

Im Gegensatz dazu wurden die Studien zum seriellen Testen meist in Mittel- und Niedrig-Inzidenzländern durchgeführt (Chee et al. 2009a, Lee et al. 2009, Perry et al. 2008, Pollock et al. 2008, Ringshausen et al. 2010, Ringshausen et al. 2009, Schablon et al. 2010b, Torres Costa et al. 2011b, Yoshiyama et al. 2009). Alle Studien kamen zu dem Schluss, dass Konversionen und vor allem Reversionen häufig vorkommen, wenn man – wie vom Hersteller angeben – die einfache dicho-tome Definition von negativ zu positiv und umgekehrt zur Interpretation der IGRAs beim seriellen Testen verwendet. Die beobachteten Konversionsraten variierten zwischen 1,8% und 24%. Der Anteil der Reversionen lag in allen Studien deutlich über den Konversionsraten.

Die Konversionsraten in Hoch-Inzidenzländern bewegten sich zwischen 11,6 und 26,3%. Auch bei möglichen Reversionen waren die bisherigen Ergebnisse nicht ein-deutig. Die Reversionsraten lagen zwischen 24 und 40,2% (Aiken et al. 2006, Hill et al. 2007a, b, Pai et al. 2006b, Pai et al. 2009).

In einigen Studien wurden verschiedene Grauzonenbereiche um den Grenzwert von 0,35 IU/ml herum und verschiedene Definitionen für Konversionen und Reversionen evaluiert (Schablon et al. 2010b, Torres Costa et al. 2011b, Veerapathan et al. 2008). In dem ersten Review zum Screening von Beschäftigten im Gesundheitsdienst identifizierten die Autoren zehn Studien zum seriellen Testen mit den Interferon-gamma Release Assays. Die Studien erbrachten keine einheitlichen Ergebnisse. Die beobachteten Konversions- und Reversionsraten variierten sehr stark und die Autoren gingen daher davon aus, dass aufgrund der vorhandenen Daten nicht geschlussfolgert werden könne, dass die IGRAs eine frische Infektion besser identifizieren könnten als der THT. Zwar sind sie der Meinung, dass bei einmaligen Untersuchungen in Niedrig-Inzidenzländern die Anzahl der positiven Testergebnisse mit dem Gebrauch der IGRAs deutlich reduziert werden könnte und sich somit auch der Anteil der Beschäftigten im Gesundheitswesen, die eine präventive Chemotherapie erhalten sollten, deutlich eingrenzen ließe. Sie betonen aber auch, dass es beim Gebrauch der IGRAs beim seriellen Testen noch zu viele ungeklärte Fragen gebe. Vor allem die Fragen nach den geeigneten Grenzwerten für das serielle Testen ist bisher nicht zufriedenstellend beantwortet worden, sodass keine evidenzbasierte Aussagen getroffen werden können. Hierzu fehlen Langzeitstudien, die die Datenlage verbessern (Zwerling et al. 2011).

Aufgrund der bisherigen Studien-Ergebnisse besteht daher noch kein Konsens über die richtige Definition von Konversionen und Reversionen und über die anzunehmenden Grauzonen.

2.4.3 Kontrolle des Behandlungserfolgs mit den IGRAs

Ob der IGRA sich zum Monitoring für den Behandlungserfolg eignet, untersuchten Pai et al. (2006) in einer weiteren Studie bei 60 Patienten mit einer mikroskopisch nachgewiesenen TB. Sie maßen die Immunantworten der T-Zellen bevor, während und nach der Behandlung. Vor Beginn der Behandlung waren 73% im IGRA positiv, zum zweiten Zeitpunkt waren es 81%. Nach Abschluss der Behandlung wiesen 79% der Patienten einen positiven IGRA auf. Auch in dieser Studie wurde deutlich, dass die IFN-gamma-Antworten inkonsistent sind. Einige Probanden verzeichneten einen Rückgang der IFN-gamma-Konzentration über einen längeren Zeitraum, während bei anderen ein Anstieg oder keine Veränderungen stattfanden. Die Daten wiesen keine klare Korrelation zwischen der Antigen-Belastung und der T-Zellantwort auf. Die Autoren kommen zu dem Schluss, dass weitere

Forschung notwendig ist, um die Kinetik der T-Zellen-Antworten während einer Behandlung zu verstehen (Pai et al. 2006a).

Auch in einer norwegischen Studie kommen die Autoren zu dem Ergebnis, dass der QFT sich nicht zum Monitoring für einen Behandlungserfolg eignet. Sie testeten 481 Personen mit Verdacht auf eine TB-Infektion mit dem QFT zu Beginn, drei und 15 Monate nach der Behandlung mit Isoniazid und Rifampicin. Der erste QFT-Test war bei 30,8% (148/481) Probanden positiv. Bei insgesamt 15 Personen wurde anschließend eine aktive TB diagnostiziert. Bei 57 Personen mit einer LTBI wurde eine präventive Chemotherapie durchgeführt. Nach drei Monaten waren noch 87,5% der QFT-Tests positiv und nach 15 Monaten noch 84,6%. Im Vergleich zur Baseline-Erhebung gab es bei 44,7% eine Abnahme der IFN-Konzentration, bei 55,3% blieb die IFN-Konzentration gleich oder nahm zu (Dyrohl-Riise et al. 2010).

Eine Studie aus Korea kam zu einem anderen Ergebnis. In dieser Studie wurden Soldaten mit einer frisch diagnostizierten, aktiven Tuberkulose zu Beginn der Behandlung und anschließend nach einem, drei und sechs Monaten mit dem QFT untersucht. Zu Beginn der Behandlung lag bei 96,6% ein positiver QFT vor. Nach einem Monat waren noch 89,8% positiv, nach drei Monaten sank der Anteil auf 71,2% und nach sechs Monaten lag der Anteil der positiven QFT-Tests bei 66,1%. Dieser Trend zeigte sich auch bei den IFN-gamma-Konzentrationen. Nach sechs Monaten sank der IFN-Level bei 72,9% der Probanden auf ungefähr die Hälfte des Ausgangswertes ab. Nach abgeschlossener Anti-Tuberkulosebehandlung war es bei 31,6% zu einer Reversion gekommen. Eine Reversion gab es häufiger bei Probanden mit niedriger Ausgangskonzentration, höherem CRP und wenn die Probanden zum Zeitpunkt der Diagnose an Fieber litten (Lee et al. 2010).

2.4.4 IGRA-Screening bei Immuninkompetenten und bei Kindern

IGRA-Screening bei HIV-Infektionen

Studien zum Screening von HIV-infizierten Patienten mit einer aktiven TB ergaben, dass die Prävalenz der THT-Positiven immer niedriger war als der Anteil der positiven IGRA-Ergebnisse (84% versus 47% bzw. 90% versus 67%) (Vincenti et al. 2007, Rangaka et al. 2007). Im Gegensatz dazu waren die IGRA-Ergebnisse bei HIV-Infizierten ohne aktive TB variabler, was nach Meinung von Diel und Nienhaus (2009a, S. 206) auf die unterschiedlichen TB-Situationen in den einzelnen Ländern zurückzuführen ist. In Ländern mit hoher TB-Inzidenz lagen dementsprechend die Raten für einen positiven IGRA bei über 40%, in Ländern mit niedriger TB-Inzidenz unter 10%.

Tabelle 1 Übersicht über die Proportionen von positiven IGRA-Ergebnissen und undeterminierten Testergebnissen bei HIV-Patienten und bei HIV-negativen Kontrollpatienten

Studie	Population	n	Mittlere CD4+/uL	THT (%)	T-SPOT.TB	QFT	Undeterminierte Tests
Brock (Dänemark)	HIV (+)	590	523	-	-	4,1	3,4
Luetkemeyer (USA)	HIV (+)	294	132	9,3	-	8,5	5,1
Jones (USA)	HIV (+)	201	453	6,8	-	5,8	4,9
Rangaka (Südafrika)	HIV (+)	74	392	52,0	52,0	43,0	7,0
	HIV (-)	86	-	83,0	59,0	46,0	2,0
Karam (Senegal)	HIV (+)	285	180	21,4	50,6	-	13,3
Lawn (Südafrika)	HIV (+)	40	114	43,0	62,0	-	10,0

*Nach Diel und Nienhaus 2009a, S.207

Eine wichtige Rolle spielt in diesem Zusammenhang die CD4+-Zellenanzahl. Wurde bei den HIV-Patienten nach der Anzahl der CD4+-Zellen stratifiziert, so zeigte sich, dass die absolute Zahl der CD4+-Zellen das IGRA-Ergebnis stark beeinflusst. Dies gilt auch für die positive Mitogen-Kontrolle. Eine negative Mitogen-Kontrolle führt zu einem unbestimmten Testergebnis. Sinkt die CD4+-Zellanzahl unter 100 Zellen/μl, lag der Anteil der undeterminierten Testergebnisse zwischen 16% und 37%. Beim T-SPOT.TB gab es weniger undeterminierte Tests (Diel und Nienhaus 2009a, S. 208).

IGRA-Screening bei Patienten mit chronisch-inflammatorischen Erkrankungen

Auch für die Gruppe der Patienten mit chronisch-inflammatorischen Erkrankungen ist das Screening mit dem IGRA sinnvoll. Aufgrund von immunsupprimierenden Therapien mit Kortikoiden oder Methotrexat führt der THT häufig zu falsch-negativen Ergebnissen. Mittlerweile liegen hierzu zahlreiche Studien vor (Raval et al. 2007, Ponce de Leon et al. 2008, Bartalesi et al. 2009, Sellam et al. 2007). Diese Ergebnisse haben auch zu den neuen Empfehlungen für das Tuberkulose-Screening vor der Gabe von TNF-alpha-Inhibitoren bei rheumatischen Erkrankungen geführt (Diel et al. 2009a). TNF-alpha-Inhibitoren werden in der Behandlung von chronisch entzündlichen Erkrankungen wie M. Crohn, rheumatoider Arthritis, Spondylarthropathien oder Psoriasis eingesetzt. Durch das Unterdrücken der schädlichen entzündlichen Mechanismen erhöht sich gleichzeitig das Tuberkuloserisiko. Daher sollte vor der geplanten Anti-TNF-alpha-Therapie zunächst in der Anamnese nach möglichen Risikofaktoren für eine TB gefragt werden, einschließlich einer früheren LTBI, bekannter Kontakte zu TB-Kranken, Herkunft, BCG-Status und früherer THT/IGRA-Ergebnisse. Des Weiteren sollte eine aktive Lungentuberkulose durch ein Röntgenthorax und eine sorgfältige klinische Untersuchung ausgeschlossen werden. Im Anschluss sollte primär ein IGRA durchgeführt werden, um auch eine LTBI auszuschließen. Bei einem positiven IGRA erfolgt eine präventive Chemotherapie, bei einem negativen IGRA erübrigt sich diese. Erst danach sollte die Anti-TNF-alpha-Therapie beginnen.

Beim Screening von Immuninkompetenten mit dem IGRA wurde häufig davon ausgegangen, dass es aufgrund der gestörten Immunabwehr vermehrt zu undeterminierten Testergebnissen kommen würde. Die Ergebnisse der Meta-Analyse von Diel et al. (2010) zeigten allerdings, dass der Anteil der nicht auswertbaren Testergebnisse in der Gruppe der Immuninkompetenten mit einem Anteil von 2,1% (QFT) und 3,8% (T-SPOT.TB) sehr klein war. Es wurde auch deutlich, dass die undeterminierten Testergebnisse im Gegensatz zu früheren Angaben beim QFT geringer waren als beim T-SPOT.TB (Diel et al. 2010).

Einsetzbarkeit der IGRA bei Kindern

In diesem Jahr wurde eine Meta-Analyse zur Sensitivität und Spezifität der IGRAs zur Diagnose der LTBI und der aktiven TB bei Kindern publiziert (Machingaidze et al. 2011). Die Meta-Analyse beinhaltete 20 Studien. Die Autoren fanden heraus, dass der IGRA eine höhere Spezifität aufweist als der THT. Die gepoolte Sensitivität für alle TB-Fälle betrug 66% (95% KI 53-78%). Wurde nach der Inzidenz in den jeweiligen Ländern stratifiziert, so ergab sich eine signifikante Reduzierung der Sensitivität in Hoch-Inzidenzländern von 55% (95% KI 37-73%) im Vergleich zu Ländern mit niedriger TB-Inzidenz von 70% (95% KI 53-84%). Aufgrund dieser Daten kamen die Autoren zu dem Schluss, dass es keine klare Evidenz dafür gibt, bei der Diagnose einer aktiven Tuberkulose bei Kindern den THT endgültig durch den IGRA zu ersetzen (Machingaidze et al. 2011).

2.4.5 Studien zur Erkrankungswahrscheinlichkeit bei einem positiven IGRA

Im Jahr 2008 gab es die erste publizierte Studie zum Vorhersagewert des IGRA für die Entwicklung einer manifesten TB-Erkrankung nach einer frischen Infektion (Diel et al. 2008). In dieser Studie wurden 601 enge Kontakte zu MTB-positiven Indexfällen über zwei Jahre beobachtet. 40,4% (n=243) der engen Kontaktpersonen hatten einen positiven THT und 11% (n=66) einen positiven QFT. Die Progressionsrate beim QFT betrug 14,6%, beim THT 2,3%. Alle erkrankten Personen hatten eine Chemoprävention abgelehnt. Damit liegt der prognostische Wert des IGRA deutlich höher als das THT-basierte Risiko von maximal 10%, nach einer frischen MTB-Infektion einmal im Laufe des Lebens an aktiver TB zu erkranken (Diel et al. 2008). Von dieser Studie erschien 2011 ein Update mit einer größeren Studienpopulation (Diel et al. 2011b). Dabei wurden insgesamt 1.033 Kontaktpersonen zu TB-Index-fällen über einen durchschnittlichen Beobachtungszeitraum von 3,5 Personenjahren hinsichtlich einer möglichen Progression einer latenten Infektion zu einer aktiven Tuberkuloseerkrankung beobachtet. Von 209 Kontaktpersonen mit einem positiven QFT ließen 51 Personen eine Chemoprävention durchführen. Nach Ablauf des Beobachtungszeitraums erkrankten 19 der 158 unbehandelten Kontaktpersonen an einer aktiven behandlungsbedürftigen Tuberkulose, was einer Progressionsrate von 12% entsprach (Diel et al. 2011b).

Aichelburg und Kollegen (2009) untersuchten in ihrer Langzeitstudie die Sensitivität und den prädiktiven Wert des QFT in der Gruppe von 830 immuninkompetenten Patienten mit einer HIV-Infektion. Zur Baseline gab es bei 44 (5,3%) Patienten positive QFT-Tests und 47 (5,7%) Tests konnten nicht ausgewertet werden. Von den 44 Patienten wurde bei sieben eine aktive TB diagnostiziert. Nur ein Patient mit einem negativen QFT hatte ebenfalls eine aktive TB (0,1%). Im Follow-up wurde bei weiteren drei (8,1%) Patienten mit einem positiven QFT eine aktive TB festgestellt. Weder bei den Patienten mit negativen QFT-Tests noch bei denjenigen mit undeterminierten Testergebnissen wurde im Follow-up eine aktive TB festgestellt (Aichelburg et al. 2009).

In der Meta-Analyse von Diel und Kollegen (2011) wurde neben der Spezifität auch der positive und negative prädiktive Wert des QFT untersucht. Der gepoolte negative prädiktive Wert in Ländern mit niedriger TB-Inzidenz lag bei 99,8% (95% KI 99,4%-100%). Zur Ermittlung des positiven prädiktiven Werts wurden in der Meta-Analyse vier Studien eingeschlossen, wobei zwei Studien bei HIV-Infizierten durchgeführt worden waren und zwei im Rahmen von Umgebungsuntersuchungen. Die Progressionsrate nach einem positiven IGRA betrug 2,8%-14,3% beim QFT, 2,3%-3,3% beim THT und 3,3%-10% beim T-SPOT.TB (Diel et al. 2011a).

2.4.6 Berufsbedingtes TB-Infektionsrisiko bei Beschäftigten im Gesundheitswesen

Die Wahrnehmung des beruflichen Infektionsrisikos für Beschäftigte im Gesundheitswesen und damit auch bei den Auszubildenden hat sich in den vergangenen Jahren verändert. Anfang der 2000er Jahre ging man davon aus, dass mit dem stetigen Rückgang der Tuberkulosefälle in Deutschland auch für die Beschäftigten im Gesundheitswesen kein erhöhtes Tuberkulose-Infektionsrisiko mehr bestehe (Mertens et al. 2010). Epidemiologische Studien, die diese Aussagen belegten, gab es allerdings nicht (Nienhaus et al. 2009a).

Ein Grund für die Neubewertung des Tuberkulose-Infektionsrisikos war das gehäufte Auftreten der Tuberkulose als Ko-Infektion bei HIV und AIDS. Gerade in den USA, das schon länger zu den Niedrig-Inzidenzländern gehörte, wurden daher viele epidemiologische Studien durchgeführt (Menzies 1995). Hinzu kam, dass molekular-epidemiologische Studien der vergangenen Jahre gezeigt hatten, dass auch in Ländern mit niedriger TB-Inzidenzrate 30-40% aller Fälle „frisch übertragene" Tuberkulosen waren, bei den Wiedererkrankungen an TB handelte es sich in 13-16% um exogene Reinfektionen (Lange et al. 2006). Die Bedeutung der Reaktivierung ist danach geringer einzuschätzen als bisher angenommen. Der Anteil der Neuinfektionen beträgt in den Niedrig-Inzidenzländern nicht etwa 10% (CDC 1990, Burgos et al. 2002), sondern vermutlich bis zu 40% (Van Soolingen et al. 1999, Borgdorff et al. 2001, Diel et al. 2002). Ein weiterer Grund für die Neubewertung des Infektionsrisikos ist die Einführung der wesentlich spezifischeren Interferon-gamma Release Assays. Im Folgenden wird genauer erläutert, wie sich die neuen Verfahren auf die Neubewertung des Infektionsrisikos für Beschäftigte im Gesundheitswesen ausgewirkt haben.

In Deutschland ging man im Gegensatz zu anderen europäischen Ländern wie z. B. in Frankreich nicht von einem generell erhöhten Infektions- und Erkrankungsrisiko bei Tätigkeiten mit Patientenkontakt aus (Nienhaus et al. 2009a). Dies hatte zur Folge, dass eine Tuberkuloseerkrankung nur als Berufskrankheit anerkannt wurde, wenn ein erhöhtes berufliches Infektionsrisiko nachgewiesen werden konnte und zeitgleich kein vergleichbares außerberufliches Infektionsrisiko bestand (Nienhaus 2009).

Ein erhöhtes Infektionsrisiko kann auf folgende Faktoren zurückzuführen sein:

1. Art der Patienten, die versorgt werden (Tuberkulose-Stationen)
2. Art des stattgefundenen Kontakts zu biologischen Materialien, die untersucht werden (Labor)
3. ein epidemiologisch begründetes Infektionsrisiko
4. Kontakt zu einem infektiösen TB-Indexfall

In Deutschland wurden aufgrund der Analyse konventioneller epidemiologischer Studien zum Infektionsrisiko in Niedrig-Inzidenzländern auf einer Expertentagung im Jahr 2003 Tätigkeiten mit erhöhter Infektionsgefährdung neu festgelegt (BGW 2009, S. 311ff). Die Tätigkeit als Pflegekraft gilt als Beruf mit erhöhtem Risiko. Dies gilt vor allem für Beschäftigte in Tuberkulose-Stationen, im Labor, in der Radiologie, in Notaufnahmen und in der Pathologie (Seidler et al. 2005, Nienhaus, Remé 2009, S. 295ff). Bei Beschäftigten in der Geriatrie war die LTBI etwa doppelt so häufig wie bei anderen Beschäftigten im Gesundheitsdienst. Dies spricht dafür, dass auch im Bereich der Geriatrie und der Altenpflege von einem erhöhten Infektionsrisiko für die Beschäftigten auszugehen ist (Nienhaus et al. 2007b). In der Tabelle 2 sind typische Tätigkeiten und Berufe sowie die Einstufung des damit verbundenen Infektionsrisikos zusammengefasst.

Tabelle 2 Tätigkeiten, kategorisiert nach ihrer Infektionsgefährdung (nach TB als Berufskrankheit S. 299)

Kategorie A	Kategorie B	Kategorie C	Kategorie D
Tätigkeit im Bereich			
TB- Station, Lungenfachklinik Lungenfacharztpraxis Mikrobiologische Labore, die Sputumproben untersuchen	Bronchoskopien, Kehlkopfspiegelung, Notfallintubation, Sektionen, Intensivstation, Rettungsdienst, Notaufnahme, Geriatrie und Altenpflege, Betreuung von Risikogruppen, Auslandseinsätze in Hoch-Inzidenzländern	Allgemeinkrankenhaus, Allgemeinarztpraxen, Zahnarztpraxen	Alle anderen Tätigkeiten im Gesundheitsdienst und in der Wohlfahrtspflege
Beweiserleichterung			
Ja, Indexfall nicht nötig	Ja, Indexfall nicht nötig	Nein, Indexfall nötig, Ausnahmen möglich	Indexfall nötig
Begründung			
Spezifisches Patientengut	Epidemiologische Begründung ausreichend	Epidemiologische Begründung nicht ausreichend, bei mehreren Patienten mit offener TB kann auf Indexfall verzichtet werden	Kein epidemiologisch begründetes Risiko

Das Fingerprinting und die molekularbiologischen Verfahren zur Stammdifferenzierung des Mycobacteriums tuberculosis verbesserten die Möglichkeit Infektionspfade aufzudecken (Niemann 2009, S.94ff).

Es wird davon ausgegangen, dass sich Personen mit unterschiedlichen Tuberkulosestämmen nicht gegenseitig angesteckt haben können. Personen mit einem identischen Tuberkulosestamm gehören aber möglicherweise zu einer gemeinsamen Infektionskette bzw. einem Cluster. Auch bei der Zugehörigkeit zu einem gemeinsamen Cluster kann aber nicht mit Sicherheit von einer Übertragung ausgegangen werden. Dies muss erst noch durch eine Befragung, ob ein entsprechender Kontakt der betroffenen Personen auch wirklich stattgefunden hat, verifiziert werden (Nienhaus et al. 2009a).

Das Beispiel eines HNO-Arztes zeigt eindrucksvoll, wie durch das Fingerprinting und ein anschließendes Interview eine beruflich verursachte Übertragung drei Jahre nach dem ursprünglichen Kontakt nachgewiesen werden konnte. Der

HNO-Arzt erkrankte an einer Tuberkulose, ohne dass zunächst ein Index-Patient bekannt war. Somit bestand zunächst kein Verdacht auf eine beruflich verursachte Tuberkulose und damit eine Berufskrankheit. Allerdings wurde die Kultur an das Referenzzentrum in Borstel geschickt und dort ein Fingerprint erstellt. Beim Abgleich der Fingerprintmuster in der Datenbank fand sich ein übereinstimmendes Fingerprintmuster. Sowohl der Index-Fall als auch der HNO-Arzt wurden anschließend befragt. Dabei stellte sich heraus, dass der Index-Fall, ein junger Mann mit Migrationshintergrund, drei Jahre zuvor bei dem HNO-Arzt einmal in Behandlung gewesen war wegen einer Lymphknotenschwellung. Erst drei Wochen nach der Behandlung wurde bei dem jungen Mann eine Tuberkulose diagnostiziert. Mithilfe dieser Methode konnte drei Jahre später nachgewiesen werden, dass es sich bei der Tuberkuloseerkrankung des HNO-Arztes um eine beruflich bedingte Infektion gehandelt hatte und die TB wurde als Berufskrankheit anerkannt.

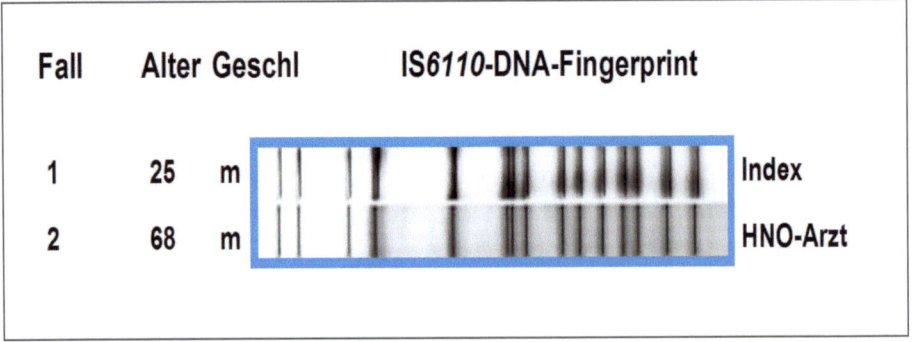

Abbildung 9 Übereinstimmende IS6110-DNA-Fingerprintmuster (zur Verfügung gestellt von Dr. Stefan Niemann)

Bisher wurden fünf molekularbiologische Studien zum beruflichen Infektionsrisiko publiziert (Sepkowitz et al. 1995, Van Deutekom et al.1997, Diel et al. 2005, Ong et al. 2006, de Vries et al. 2006). Bei den beiden älteren Studien handelt es sich um reine Clusteranalysen. Die beiden Studien widersprechen sich in ihren Ergebnissen und in beiden wurden die möglichen Infektionspfade nicht durch ein anschließendes Interview verifiziert. Sie sind daher in ihrer Aussagekraft eingeschränkt. Sepkowitz et al. (1995) stellten ein erhöhtes Odds Ratio von 2,8 (95% KI 1,19-6,41) für eine Clusterzugehörigkeit von TB-Patienten mit medizinischen Berufen fest. In der populationsbasierten Studie aus den Niederlanden waren Beschäftigte im Gesundheitswesen signifikant seltener einem Cluster zuzuordnen als andere Beschäftigte (OR 0,1, 95% KI 0,02-0,71) (Deutekom et al. 1997).

Die neuen molekularbiologischen Fingerprintstudien mit anschließendem Interview haben gezeigt, dass trotz des anhaltenden Abwärtstrends von TB-Neuerkrankungen in den Niedrig-Inzidenzländern Beschäftigte im Gesundheitsdienst im Vergleich zur Allgemeinbevölkerung kein erhöhtes Infektionsrisiko haben. Bei einer Infektion ist diese aber in den meisten Fällen beruflich verursacht (Ong et al. 2006, de Vries et al. 2006, Diel et al. 2005).

In der Hamburger Fingerprintstudie (Diel et al. 2005) werden seit 1997 fortlaufend Fingerprintmuster von allen gemeldeten TB-Erkrankungen mit vorhandener Kultur erstellt. Bei Angehörigen eines Clusters erfolgte eine zweite Befragung zu möglichen Kontakten. Die Studie umfasste 848 TB-Fälle. 286 identische Fingerprintmuster konnten 76 Clustern zugeordnet werden. Davon waren zehn Studienteilnehmer im Gesundheitswesen tätig. In der multivariaten Analyse ist die Beschäftigung im Gesundheitswesen am stärksten mit einer Clusterzugehörigkeit assoziiert (OR 17,9, 95% KI 3,6-89,3). Frische Übertragungen wurden bei 146/ 286 geclusterten Patienten durch epidemiologische Untersuchungen bestätigt. Von den zehn Beschäftigten im Gesundheitswesen waren acht Personen von einer frischen, beruflich bedingten Übertragung betroffen. Der Anteil der beruflich verursachten Tuberkulosen betrug bei den Beschäftigten im Gesundheitswesen somit 80% (95% KI 44%-97%).

Eine amerikanische Fingerprintstudie zum beruflichen Infektionsrisiko kam zu ähnlichen Ergebnissen. Einbezogen in die Studie wurden alle gemeldeten Tuberkulosefälle in San Francisco aus den Jahren 1993-2003. Von den 1852 Patienten mit Fingerprint arbeiteten 31 im Gesundheitswesen (1,2%), eine beruflich bedingte TB-Erkrankung wurde bei zehn (32%) bestätigt (Ong et al. 2006).

De Vries et al. (2006) untersuchten das Infektionsrisiko bei Beschäftigten im Gesundheitsdienst in den Niederlanden. In fünf Jahren wurden 101 TB-Fälle bei dort Beschäftigten gemeldet. In 67 Fällen konnten die Infektionspfade durch epidemiologische Untersuchungen und/oder identische Fingerprint-Muster aufgedeckt werden. In 28 Fällen konnte eine aktive Tuberkulose durch die Übertragung von Patienten auf das Personal nachgewiesen werden. 44% der Index-Patienten waren über 60 Jahre alt. Bei ihnen wurde die Diagnose erst verspätet gestellt und daher konnten keine adäquaten Präventionsmaßnahmen ergriffen werden.

In der ersten aktuellen Meta-Analyse zum beruflichen TB-Risiko von Baussano und Kollegen wurden insgesamt 43 Studien zum beruflichen TB-Risiko bei Beschäftigten im Gesundheitswesen eingeschlossen. Es wurde ein gepooltes relatives Risiko (RR) von 2,97 (95% KI 2,43-3,51) für Beschäftigte im Gesundheitsdienst im Vergleich zur Allgemeinbevölkerung berechnet (Abbildung 10). Nur vier Studien wurden in Ländern mit niedriger TB-Inzidenz durchgeführt. Keine stammte aus Deutschland. Hierbei betrug das RR 2,42 (Abbildung 10), das bedeutet, dass die Beschäftigten im Gesundheitswesen im Vergleich zur Allgemeinbevölkerung ein 2,4-fach erhöhtes Risiko haben, an einer Tuberkulose zu erkranken. Aufgrund der Daten kommen die Autoren zu dem Schluss, dass im Gesundheitswesen ein deutlich erhöhtes Risiko für eine TB-Infektion besteht und damit bestätigt werden kann, dass die Tuberkulose im Gesundheitswesen als Berufskrankheit anzusehen ist (Baussano et al. 2011).

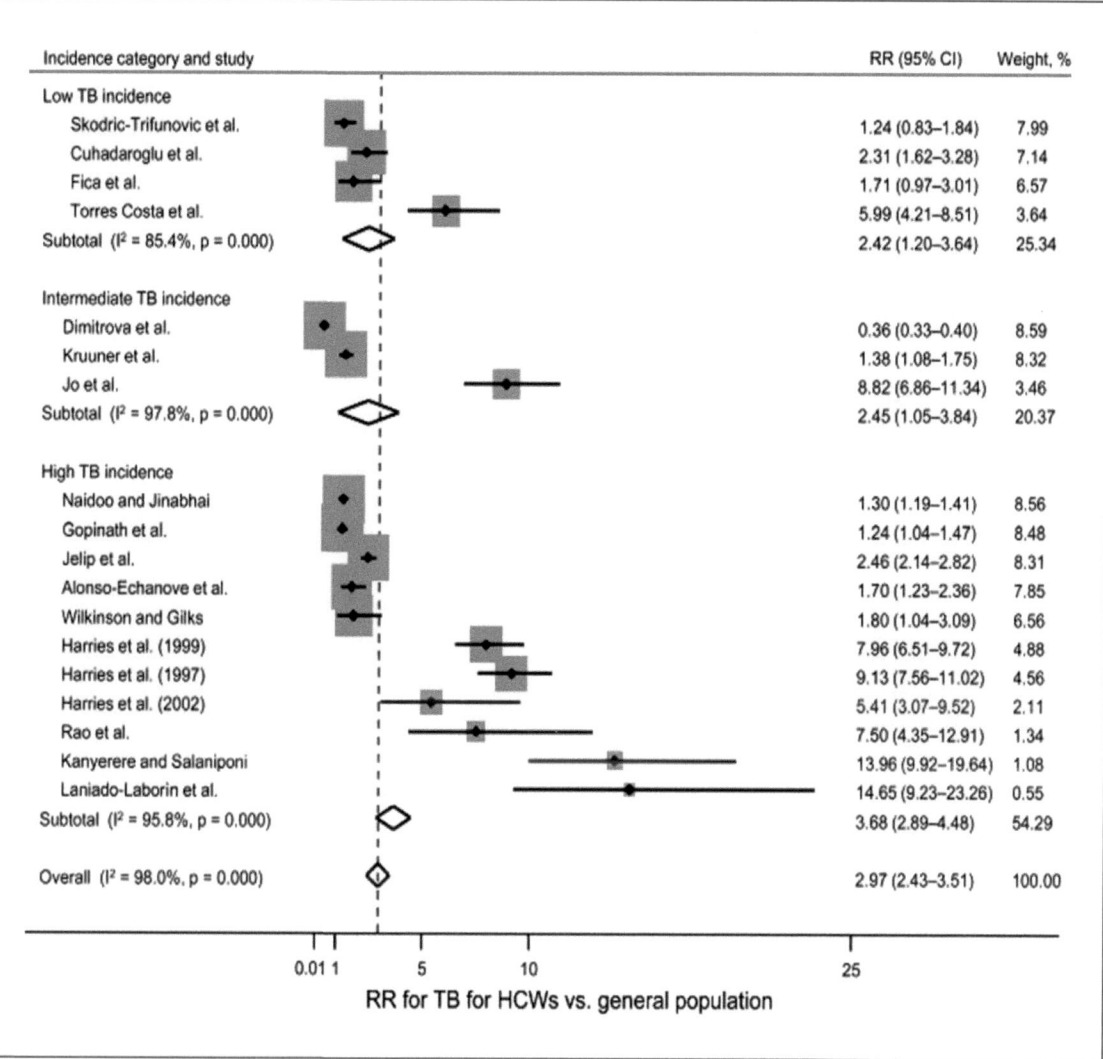

Abbildung 10 Forest plot: Gepoolte RR für ein erhöhtes TB-Risiko für Beschäftigte Im Gesundheitsdienst gegenüber der Allgemeinbevölkerung getrennt nach Ländern mit niedriger, mittlerer und hoher TB-Inzidenz (Baussano et al. 2011)

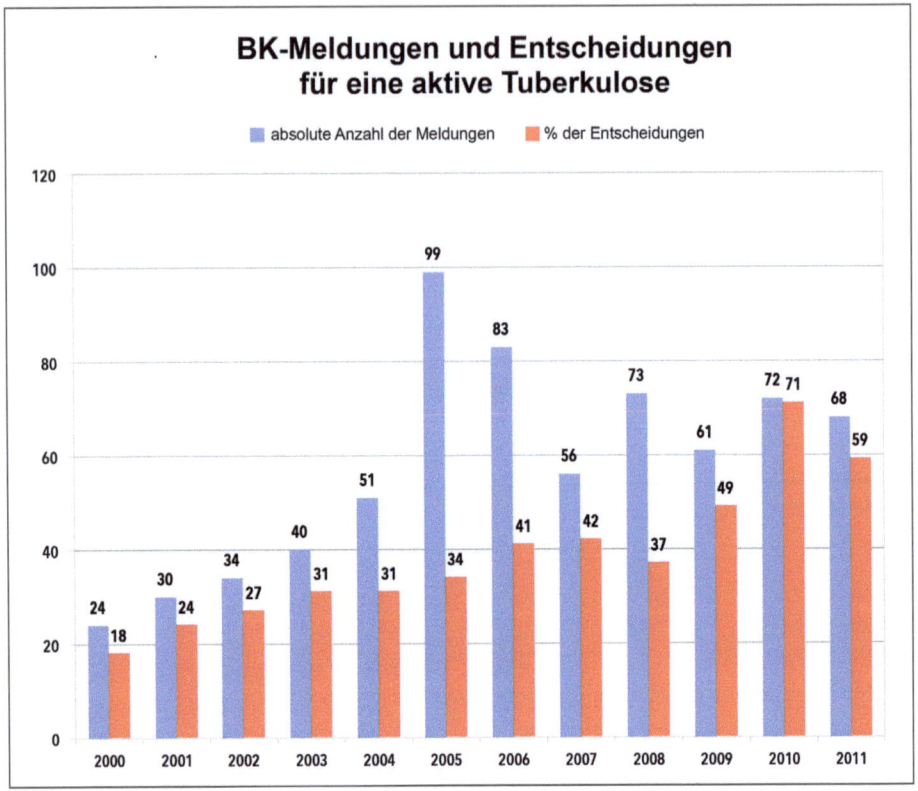

Abbildung 11 Anzahl der BK-Verdachtsmeldungen im Vergleich zur Anzahl der anerkannten TB-Berufskrankheiten in den Jahren 2000-2011 bei der BGW.

Trotz des Rückgangs der TB in Deutschland kam es zu einem Anstieg der BK-Verdachtsanzeigen und durch die veränderte Wahrnehmung des beruflichen Infektionsrisikos auch zu höheren BK- Anerkennungsraten bei der BGW (Abbildung 11).

2.4.7 Prävalenz der LTBI bei Beschäftigten im Gesundheitsdienst

Mit den Interferon-gamma Release Assays stehen nun Methoden zur Diagnose einer LTBI zur Verfügung, die – wie zuvor berichtet – wesentlich spezifischer und damit dem THT deutlich überlegen sind (Pai et al. 2008, Diel et al. 2010). Der Stand der Forschung, die sich der IGRAs bedient, zur Prävalenz der LTBI bei Beschäftigten im Gesundheitswesen wird im nächsten Abschnitt vorgestellt.

Die WHO geht davon aus, dass etwa ein Drittel (30%) der Weltbevölkerung mit TB infiziert ist (Stop TB Partnership, WHO 2006). Bisher gab es nur wenige Informationen über die Häufigkeit einer LTBI bei Beschäftigten im Gesundheitsdienst in Deutschland. In der Veröffentlichung von Kralj et al. aus dem Jahr 1997 wurde eine Prävalenz von 40% genannt (Kralj et al. 1997). Frühere Studien zur Prävalenz der LTBI bei Beschäftigten im Gesundheitsdienst wurden mit dem THT durchgeführt und überschätzten somit wahrscheinlich die Prävalenz der LTBI deutlich. Neuere Studien verwendeten die neuen spezifischeren IGRAs. Die Gefahr einer Überschätzung der LTBI-Prävalenz aufgrund von Kreuzreaktionen mit dem Mycobacterium bovis, das bei der BCG-Impfung verwendet wird, besteht bei diesen Tests nicht. Die Prävalenz der LTBI bei den Beschäftigten lag in allen bisher publizierten Studien mit etwa 10% deutlich unter der früher angegeben von etwa 40% (Nienhaus et al. 2008b, Schablon et al. 2009, Schablon et al. 2010a). Für die Gruppe der Berufseinsteiger im Gesundheitsdienst liegen aber bisher keine systematischen Daten für Deutschland vor.

Die Studien aus Ländern mit niedriger TB-Inzidenz stellten Prävalenzraten mit dem IGRA von 1% bis 10% fest (Soborg et al. 2007, Stebler et al. 2008, Harada et al. 2006, Kobashi et al. 2007, Barsegian et al. 2008, Nienhaus et al. 2008b, Schablon et al. 2009, Schablon et al. 2010a).

In den vergangenen Jahren wurden immer mehr Studien zum IGRA-Screening von Beschäftigten im Gesundheitswesen publiziert. Im Jahr 2011 ist das erste Review zum Screening von Beschäftigten im Gesundheitswesen mit den Interferon-gamma Release Assays erschienen. In ihm fassten Zwerling et al. (2011) die Ergebnisse aus den 50 eingeschlossenen Studien zusammen. Insgesamt 24 Querschnittsstudien waren in Ländern mit niedriger TB-Inzidenz durchgeführt worden. In dem Review wurden drei frühere Arbeiten aus dem TB-Netzwerk berücksichtigt (Nienhaus et al. 2007b, Schablon et al. 2009, Nienhaus et al. 2008b). Die gepoolte Prävalenzrate mit positiven IGRA-Ergebnissen lag signifikant niedriger als diejenige mit positiven THT-Ergebnissen. Ein anderes Ergebnis fand sich in Ländern mit hoher TB-Inzidenz. Bei den zwei eingeschlossenen Studien gab es keine Unterschiede in den Prävalenzraten von THT und IGRA. Auch zeigte sich, dass die IGRAs in Niedrig-Inzidenzländern sehr gut mit beruflichen Risikofaktoren für eine TB-Exposition korrelierten (Zwerling et al. 2011).

2.5 Vorsorgeuntersuchungen auf eine latente Tuberkulose-Infektion bei Beschäftigten im Gesundheitsdienst

Um Berufskrankheiten frühzeitig erkennen zu können und zu verhüten, sind regelmäßige Vorsorgeuntersuchungen gesetzlich vorgeschrieben und in der Verordnung zur arbeitsmedizinischen Vorsorge (ArbMedVV) geregelt.

So werden Beschäftige im Gesundheitsdienst, die regelmäßig oder akzidentiell Kontakt zu TB-Patienten gehabt haben, entsprechend der ArbMedVV von den zuständigen Betriebsärzten untersucht. Seit dem Rückgang der Tuberkulose-Inzidenz haben sich der Inhalt und auch die Bedeutung dieser Vorsorgeuntersuchungen gewandelt. Früher lag der Schwerpunkt auf der frühzeitigen Erkennung einer aktiven, behandlungsbedürftigen Tuberkulose. Heutzutage soll neben dem Ausschluss einer aktiven TB auch das Vorliegen einer latenten Tuberkulose-Infektion diagnostiziert werden. Eine frische LTBI spräche dafür, dass die Präventionsmaßnahmen in dem jeweiligen Bereich nicht ausreichend sind und überprüft werden sollten. Ferner könnte der Betroffene durch eine präventive Chemotherapie sein Erkrankungsrisiko senken (Diel et al. 2010). Auch ist es nicht mehr sinnvoll, regelmäßige Vorsorgeuntersuchungen für alle Beschäftigten im Gesundheitswesen durchzuführen, da dies vor dem Hintergrund des derzeitigen Wissensstands nicht mehr effizient ist (Nienhaus 2009a). So wurde die Verordnung zur arbeitsmedizinischen Vorsorge im Jahr 2008 geändert und die betriebsärztlichen Vorsorgeuntersuchungen auf eine neue gesetzliche Grundlage gestellt (Verordnung 2008). Allerdings wurden bei der Tuberkulosevorsorge im Wesentlichen die alten Regelungen der Biostoffverordnung übernommen.

In der ArbMedVV sind zwei unterschiedliche Untersuchungsanlässe vorgesehen:

1. Pflichtuntersuchungen bei regelmäßigem Kontakt zu TB-Patienten auf pneumologischen Stationen oder bei regelmäßigem Kontakt zu TB-Material im Labor (§ 15a Abs.1).

2. Angebotsuntersuchungen bei unvorhergesehenem Kontakt zu einem TB-Patienten, ohne dass notwendige Präventionsmaßnahmen wie Mundschutz für den Patienten ergriffen wurden, mit gleichzeitiger Beratung über eine Chemoprävention bei einem positiven Ergebnis (§ 15a Abs.6).

Andere Untersuchungsanlässe sieht die ArbMedVV bei den Vorsorgeuntersuchungen nicht vor. Der Betriebsarzt hat aber die Möglichkeit, eine Gefährdungsbeurteilung in weiteren Bereichen des Krankenhauses durchzuführen, wenn
regelmäßig Kontakte zu TB-Patienten bestehen. In diesen Fällen ist es sinnvoll, den
Beschäftigten ebenfalls regelmäßige Untersuchungen anzubieten. Eine regelmäßige Exposition gegenüber TB-Patienten besteht z. B. auch in der Notaufnahme,
wenn mehrmals im Jahr TB-Patienten aufgenommen wurden, bei denen die TB
zum Zeitpunkt der Aufnahme noch nicht bekannt war. Werden in einem Bereich
mehrmals im Jahr anlassbezogene Umgebungsuntersuchungen durchgeführt,
so ist auch in diesem Bereich von einer regelmäßigen Exposition auszugehen
(Nienhaus et al. 2009b S. 259ff).

Die Angebotsuntersuchungen nach unvorhergesehenem Kontakt zu einem TB-
Indexfall laut ArbMedVV entsprechen inhaltlich den Umgebungsuntersuchungen
nach dem Infektionsschutzgesetz (§§ 16 und 29) und sollten am besten in Ab-
sprache mit dem zuständigen Gesundheitsamt erfolgen. Werden die Angebotsuntersuchungen von den Beschäftigten angenommen, so können sie die Umgebungsuntersuchung nach dem Infektionsschutzgesetz (IfSG) ersetzen. Ziel des
IfSG ist es, die Eigenverantwortlichkeit der Träger von Gemeinschaftseinrichtun-
gen, Lebensmittelbetrieben, Gesundheitseinrichtungen sowie eines jeden Einzelnen bei der Prävention übertragbarer Krankheiten zu fördern (IfSG §1, Satz 2).
Deshalb müssen die Gesundheitsämter die Untersuchungen ggf. nicht selbst
durchführen, wenn andere Stellen „aufgrund anderweitiger gesetzlicher Vor-
schriften (...) zur Kostentragung verpflichtet sind" (§ 69, Satz 1). Aufgrund der Arb-
MedVV und der darin festgelegten Angebotsuntersuchung stellt der Betriebsarzt
eine solche Stelle dar und führt diese kompetent und sachgemäß durch (Nienhaus
2009). Allerdings kann die Umgebungsunteruntersuchung nach dem IfSG nicht
die Untersuchung nach der ArbMedVV ersetzen, da das Arbeitsschutzgesetz eine
derartige Ablösung der gesetzlichen Verpflichtung des Arbeitgebers nicht vorsieht
(Nienhaus 2009).

Deshalb sollen die Angebotsuntersuchungen nach der ArbMedVV entsprechend den Empfehlungen zur Durchführung von Umgebungsuntersuchungen des
Deutschen Zentralkomitees zur Bekämpfung der Tuberkulose (DZK) durchgeführt
werden (Diel et al. 2007, Diel et al. 2011c).

Präventive Chemotherapie der LTBI

In Ländern mit niedriger TB-Inzidenz richtet sich das Hauptaugenmerk bei der TB-Kontrolle darauf, Mycobakterien, die nach einer Infektion im Körper überleben und langsam, intermittierend oder gar nicht wachsen, zu eliminieren, um damit das Fortschreiten einer LTBI zu einer aktiven, behandlungsbedürftigen TB zu verhindern (Diel, Nienhaus 2009b, S. 285ff).

Die Indikation zu einer präventiven Chemotherapie stellt sich vor allem bei frischen Infektionen, die im Rahmen einer Umgebungsuntersuchung nach engem Kontakt zu einem TB-Indexfall entdeckt werden, da das Progressionsrisiko in den ersten zwei Jahren nach der Infektion am größten ist. Eine Chemoprävention ist ebenfalls anzuraten bei Personen, die aufgrund einer anderen Erkrankung ein erhöhtes TB-Risiko haben. Dies gilt für z. B. für HIV-Infizierte, Silikose-Patienten, Diabetiker und Patienten mit TFN-alpha-Antikörpern-, Kortikoid- oder Zystostatikatherapie (Diel, Nienhaus 2009b, S. 286).

Wichtig für die Therapieempfehlung ist ein möglichst sicherer Nachweis einer frischen Infektion. Mit dem IGRA steht ein wesentlich spezifischerer Test zur Verfügung mit einem höheren positiven prädiktiven Wert als der THT. Somit sollte ein positiver THT immer zuerst mit dem IGRA bestätigt werden. Erst dann sollte eine präventive Chemotherapie durchgeführt werden, um unnötige Behandlungen aufgrund eines falsch-positiven THT zu verhindern. Vor der Durchführung der Therapie muss bei einem positiven IGRA eine Röntgenthoraxkontrolle zum Ausschluss einer aktiven Tuberkulose durchgeführt werden. Erst wenn der Röntgenbefund unauffällig ist, keine Hinweise auf eine IHN-Resistenz des Indexfalles und keine individuellen Kontraindikationen vorliegen, kann mit der Chemotherapie begonnen werden. Am besten geeignet ist die 9-monatige Gabe von Isoniazid als Monotherapie (Diel, Nienhaus 2009, S. 286).

3 Methodik

Im Methodenteil wird das methodische Vorgehen zur Untersuchung der Prävalenz der LTBI bei Beschäftigten im Gesundheitsdienst, zur Bestimmung der Konversions- und Reversionsraten sowie das methodische Vorgehen innerhalb der Kohortenstudie zur Untersuchung der Prävalenz und Neuerkrankungsrate der LTBI bei Auszubildenden am Ausbildungsinstitut von Vivantes beschrieben. Diese Studie wurde nicht im Rahmen des TB-Netzwerks durchgeführt.

3.1 Prävalenzstudie

Studiendesign

Im Jahr 2006 wurde das TB-Netzwerk bei der Berufsgenossenschaft für Gesundheitsdienst und Wohlfahrtspflege (BGW) ins Leben gerufen, um zunächst verlässliche Aussagen zur Prävalenz der LTBI bei Beschäftigten im Gesundheitsdienst in Deutschland machen zu können. Die Rekrutierung der Betriebsärzte erfolgte zu Beginn während einer Fortbildungsveranstaltung der BGW zur Tuberkulosevorsorge im Gesundheitswesen. Anschließend wurden auf der Internetseite der BGW Informationen eingestellt und zur Teilnahme aufgerufen. Insgesamt sind mittlerweile 40 Betriebsärzte aus dem gesamten Bundesgebiet in diesem Netzwerk organisiert. Einziges Einschlusskriterium für die Studienteilnahme der Beschäftigten war die Zugehörigkeit der jeweiligen Einrichtung zur Versichertenklientel der BGW. Zur Ermittlung der Prävalenz der LTBI bei Beschäftigten im Gesundheitswesen wurde eine Querschnittsstudie an 23 Krankenhäusern im gesamten Bundesgebiet durchgeführt. Bei den Krankenhäusern handelte es sich um eine Lungenfachklinik in Norddeutschland und um Krankenhäuser der Allgemein- und Regelversorgung, von denen einige spezielle Infektionsstationen haben. Eingeschlossen in diese Auswertung wurden Beschäftigte, die von Januar 2006 bis Dezember 2010 in den teilnehmenden Krankenhäusern gearbeitet hatten und im Rahmen regelmäßiger arbeitsmedizinischer Vorsorgeuntersuchungen nach der ArbMedVV oder im Rahmen einer Angebotsuntersuchung nach unvorhergesehenem Kontakt zu einem TB-Patienten untersucht worden waren. Die Untersuchungen wurden von den Betriebsärzten der jeweiligen Krankenhäuser im Rahmen ihrer Tätigkeit nach dem Arbeitssicherheitsgesetz eigenverantwortlich durchgeführt. Ausschlusskriterien für die Studienteilnahme gab es keine. Insgesamt wurden bisher 2.931 Beschäftigte im Rahmen des TB-Netzwerks einmalig mit dem QFT untersucht.

Das Studienprotokoll wurde von der Ethikkommission der Ärztekammer Hamburg geprüft und genehmigt. Alle Studienteilnehmer wurden umfassend schriftlich über die Studie aufgeklärt und gaben ihre schriftliche Einwilligung zur Teilnahme, die jederzeit widerrufen werden konnte. Die Probandeninformationen sind im Anhang beigefügt.

Diagnoseinstrument

Als Screening-Instrument zur Diagnose einer LTBI wurde der QantiFERON®-TB-Gold-In-Tube-Test (Cellestis Limited, Carnegie, Australia) verwendet. Das Verfahren erfolgte gemäß den Herstellerangaben und wurde im Abschnitt 2.3.2 ausführlich erklärt. Ab einer IFN-Konzentration von ≥0,35 IU/ml nach Abzug der Nullkontrolle wurde der Test als positiv gewertet.

Der BCG-Impfstatus wurde entweder durch die entsprechende Eintragung im Impfpass oder durch die Anamnese und vorhandene Impfnarben verifiziert.

Einige Beschäftigte wurden zusätzlich mit dem THT getestet oder aus der Anamnese ging hervor, dass sie bereits in der Vergangenheit mit dem THT getestet worden waren. Bei dem im Rahmen dieser Studie durchgeführten THT wurde der Mendel-Mantoux-Test mit zwei THT-Einheiten (0,1 ml PPD, RT 23) vom Staten Serum Institut in Kopenhagen verwendet.

Die älteren THT-Tests wurden meist mit dem Stempeltest (GT 10, Behring) durchgeführt. Der THT wurde nach den deutschen Richtlinien (Lange et al. 2006) bei einer Induration von >5mm als positiv gewertet.

Fragebogen

Mittels eines standardisierten Fragebogens wurden Angaben zu Geschlecht, Alter, Grund des Tests, beruflicher Exposition zu TB-Indexfällen oder TB-Material, Beschäftigungsdauer im Gesundheitswesen, TB-Anamnese, TB in der Familie oder im Freundeskreis, Geburtsland, Nationalität, Beruf, Arbeitsplatz, Röntgenbefunden und BCG-Impfstatus abgefragt. Die Daten wurden von den Betriebsärzten im Rahmen der betriebsärztlichen Untersuchung erhoben und das Ergebnis in anonymisierter Form in den Fragebogen eingetragen und anschließend an das Studienzentrum weitergegeben.

Bei allen Beschäftigten mit einem positiven QFT wurde durch den zuständigen Betriebsarzt eine Röntgenthorax-Kontrolle zum Ausschluss einer aktiven Tuberkuloseerkrankung veranlasst. Nach Ausschluss einer aktiven TB wurde entsprechend der nationalen Empfehlungen zur Durchführung einer präventiven Chemotherapie beraten und ggf. eine Überweisung an den Lungenfacharzt veranlasst.

Statistische Auswertung

Die Datenanalyse erfolgte mit SPSS, Version 18 (SPSS Inc., Chicago, Illinois). Für kategoriale Daten wurde der Pearson-Chi-Quadrat-Test verwendet. Adjustierte Odds Ratios (OR) und 95% Konfidenzintervalle für mögliche Risikofaktoren für ein positives QFT-Ergebnis wurden mittels der logistischen Regressionsanalyse berechnet. Die Modellbildung erfolgte schrittweise rückwärts unter Berücksichtigung des Chance-Kriteriums (Hosmer, Lemeshore 2000). Die Korrelation der Variablen Alter und Beschäftigungsdauer wurde mit dem Spearman-Korrelationskoefizienten berechnet.

3.2 Studie zu Konversions- und Reversionsraten

Studienpopulation

Die Studienpopulation zur Ermittlung der Konversions- und Reversionsraten bei den Beschäftigten im Gesundheitsdienst bestand aus allen Studienteilnehmern der Prävalenzstudie, die innerhalb eines Jahres ein zweites Mal getestet worden waren. Untersuchungsanlässe waren auch hier die Routineuntersuchung nach der ArbMedVV für Risikogruppen und Angebotsuntersuchungen nach stattgefundenem TB-Kontakt. In der Zweituntersuchung wurde nur der QFT-Test entsprechend den nationalen Empfehlungen durchgeführt (Diel et al. 2007). Alle Studienteilnehmer aus der Ersterhebung mit einem positiven QFT waren röntgenologisch untersucht worden, um eine aktive TB auszuschließen. Nach Ausschluss einer aktiven TB wurde den Beschäftigten ggf. eine präventive Chemotherapie (Gabe von Isoniazid über einen Zeitraum von neun Monaten) angeboten. Die Entscheidung darüber lag in der Verantwortung der Betriebsärzte, des niedergelassen Lungenfacharztes und des Beschäftigten. Keiner der Studienteilnehmer aus der Zweiterhebung mit einem positiven QFT in der Ersterhebung hatte einer präventiven Chemotherapie zugestimmt.

Die Einteilung in Gefährdungsbereiche erfolgte nach den Empfehlungen des Center for Disease Control (CDC). Pneumologische oder Infektionsstationen, Notaufnahmen, Labore, die regelmäßig TB Kulturen untersuchen, Geriatrien mit regelmäßigem Kontakt zu TB-Patienten wurden als Hochrisikobereiche eingestuft.

Bereiche mit Patientenkontakt wie z. B. Radiologie, internistische und chirurgische Stationen, Funktionsbereiche wie Endoskopie wurden als Bereiche mit mittlerem Risiko eingestuft. Andere Bereiche im Krankenhaus ohne regelmäßigen TB-Patientenkontakt wurden als Bereiche mit geringem Risiko eingestuft (Mazurek et al. 2005).

Fragebogen

In der Zweiterhebung wurde ein modifizierter standardisierter Fragebogen verwendet. Variablen zu Alter, Geschlecht, Angaben zur derzeitigen Tätigkeit und zum Arbeitsbereich, zu Kontakt zu einem TB-Indexfall seit der letzten Untersuchung sowie Art und Dauer des Kontakts wurden ebenso erhoben wie eine mögliche private Infektionsgefährdung durch längere Urlaubsreisen in Hoch-Inzidenzländer oder Kontakt zu TB-Indexfällen im privaten Umfeld. Weitere Variablen waren Angaben zum zweiten QFT. Bei einem positiven QFT in der ersten Untersuchung wurde erhoben, ob eine Chemoprävention angeboten wurde und wenn ja, ob sie durchgeführt wurde.

Diagnostik

Die Diagnostik erfolgte auch in der Zweiterhebung mit dem QuantiFeron®-Gold In-Tube. Der Test wurde als positiv eingestuft, wenn die IFN-gamma-Konzentration nach Abzug der Nullkontrolle >0,35 IU/ml lag. Aufgrund von Ungenauigkeiten bei Messungen von hohen Konzentrationen wurden die Konzentrationen über 10 IU/ml in der Analyse auf 10 IU/ml gesetzt.

Definitionen für Konversionen und Reversionen

Ein Ziel der Doppeluntersuchungen war es, die Variabilität der QFT-Ergebnisse bei routinemäßigen Wiederholungstests zu analysieren. Dazu wurden unterschiedliche Definitionen für eine Konversion und Reversion untersucht.

Es wurden vier verschiedene Definitionen getestet:

- ■ Einfache dichotome Überschreitung bzw. Unterschreitung des Grenzwertes von 0,35 IU/ml
- ■ Ein Anstieg von <0,2 im ersten Test auf >0,7 IU/ml oder Abfall von >0,7 bis auf <0,2 IU/ml
- ■ Über- bzw. Unterschreitung des Grenzwertes von 0,35 IU/ml und eine Veränderung von ≥0,5 IU/ml
- ■ Über- bzw. Unterschreitung des Grenzwertes von 0,35 IU/ml und eine Veränderung von ≥0,7 IU/ml

Annahme eines Grauzonenbereichs

In einigen Studien wurden zusätzlich Grauzonenbereiche um den Grenzwert von 0,35 IU/ml definiert. Allerdings besteht bislang noch kein Konsens, welcher Bereich geeignet ist. So wurden bislang verschiedene Grauzonenbereiche angenommen. Diese variierten zwischen 0,10 bis zu 0,35 IU/ml, 0,20 bis zu 0,50 IU/ml oder <0,2 bis zu 0,70 IU/ml (Harada et al.2006, Pai et al.2009, Torres Costa et al. 2011b, Schablon et al. 2010b).

In dieser Auswertung wurde der Grauzonenbereich von <0,2 UI/ml bis zu 0,70 IU/ml analysiert. Aus der Analyse zur Bestimmung der Konversions- und Reversionsraten wurden alle diejenigen ausgeschlossen, die mindestens ein Testergebnis in diesem Bereich aufwiesen.

Statistische Auswertung

Die IFN-Konzentration aus der Ersterhebung wurde in drei Kategorien für ein negatives Testergebnis und in fünf Kategorien für ein positives Ergebnis eingeteilt, um zu untersuchen, in welchen Kategorien sich die höchsten Anteile von Konversionen und Reversionen befinden. Für die jeweiligen vier Definitionen und den Grauzonenbereich wurden 95% Konfidenzintervalle für die jeweiligen prozentualen Anteile berechnet. Wenn sich die Konfidenzintervalle nicht überschnitten, wurden sie als statistisch signifikant eingestuft. Für kategoriale Variablen wurde der Chi-Quadrat-Test verwendet. Zudem erfolgte eine Gruppenauswertung nach der Einteilung in Gruppen mit hohem, mittlerem und geringem Infektionsrisiko.

3.3 TB-Infektionsrisiko bei Berufseinsteigern im Gesundheitswesen

Studienpopulation

In der prospektiven Kohortenstudie wurden alle Auszubildenden, die zum 1. 10. 2008 und zum 1.4. 2009 am Institut für berufliche Bildung im Gesundheitswesen *Vivantes* in Berlin mit der Ausbildung zum Gesundheits- und Krankenpfleger oder Altenpfleger begonnen haben, zu zwei unterschiedlichen Zeitpunkten mit dem neuen Interferon-gamma Release Assay (IGRA) untersucht. Verwendet wurde auch hier der QFT. Die Kohorte bestand zu Beginn der Ausbildung aus 194 Probanden. Die erste Untersuchung erfolgte zu Beginn der Ausbildung vor dem ersten praktischen Einsatz. Die zweite Untersuchung fand nach Abschluss des ersten Ausbildungsjahres statt. In diesem ersten Jahr waren die Auszubildenden in unterschiedlichen Stationen des Klinikverbunds eingesetzt. Die Untersuchungen wurden im Rahmen von allgemeinen Vorsorgeuntersuchungen nach der Biostoffverordnung (ArbMedVV) durchgeführt und im Rahmen der Studie auch auf die Stationen und Klinikbereiche ausgeweitet, in denen mit keinem erhöhten Infektionsrisiko zu rechnen war, sodass alle Auszubildenden wiederholt getestet werden konnten. Die pseudonymisierten Daten wurden von der betreuenden Betriebsärztin und der zuständigen Betriebsarztschwester erhoben und in anonymisierter Form weitergegeben.

Die Wiederholungsuntersuchungen wurden von der Betriebsärztin und der Betriebsarztschwester selbstständig organisiert. Sie stellten sicher, dass die Untersuchungsbögen der zwei Untersuchungszeitpunkte durch einen anonymisierten Code verlinkt werden konnten. Die Betreuung der Betroffenen (positiver QFT) erfolgte durch die Betriebsärztin entsprechend der Empfehlung zu Umgebungsuntersuchen des Deutschen Zentralkomitees zur Bekämpfung der Tuberkulose (DZK) mit zwei Röntgenbildern zum Ausschluss einer aktiven Tuberkulose innerhalb eines Jahres und ggf. mit dem Angebot einer Chemoprävention über mindestens sechs Monate mit Isoniazid (Diel et al. 2007a).

Die Laufzeit der Kohortenstudie betrug zwei Jahre. Die Studie hielt alle Bestimmungen des Datenschutzgesetzes ein und wurde von der Ethikkommission der Ärztekammer Hamburg genehmigt. Alle Probanden gaben ihr schriftliches Einverständnis zur Studienteilnahme, das jederzeit widerrufen werden konnte.

Diagnostik

Im Rahmen der Einstellungsuntersuchung wurden eine körperliche Untersuchung zur Eignung für einen Beruf in der Pflege sowie eine allgemeine Routineblutuntersuchung vorgenommen. Zusätzlich wurde der QuantiFeron®-Gold In Tube zur Diagnose einer LTBI durchgeführt. Dies erfolgte nach Angaben des Herstellers (s. o.). Der BCG-Impfstatus wurde entweder durch den entsprechenden Eintrag im Impfpass oder durch die Anamnese und vorhandene Impfnarben verifiziert.

Fragebogen

Anhand von zwei standardisierten Fragebögen wurden soziodemografische Daten zu Alter, Geschlecht, Geburtsland und Nationalität erhoben. Im ersten Fragebogen wurden zusätzlich Angaben zur privaten Infektionsgefährdung, zur TB-Anamnese und zu vorherigen Tätigkeiten im sozialen Bereich abgefragt. Der Schwerpunkt der Fragen im zweiten Erhebungsbogen lag auf der Einschätzung eines möglichen beruflichen Infektionsrisikos. Dazu wurden Variablen zu bisherigen Praxiseinsätzen, Kontakt zu TB-Patienten sowie Art und Dauer des Kontakts zwischen den Untersuchungszeitpunkten erhoben. Die Erhebungsbögen sind im Anhang beigefügt.

Definition der Spezifität und des negativen Vorhersagewerts des QFT

Die Studienpopulation der Berufseinsteiger ist aufgrund ihres geringen Expositionsrisikos gegenüber M. tuberculosis sehr gut geeignet, um die Spezifität und den negativen Vorhersagewert des QFT zu untersuchen. Die Spezifität eines Tests gibt die Wahrscheinlichkeit an, dass Gesunde, die nicht an der betreffenden Erkrankung leiden, im Test auch als gesund erkannt werden. Sie wird definiert als der Quotient aus den richtig-negativen Testergebnissen und der Summe der falsch-positiven und richtig-negativen Testergebnisse – also allen Testergebnissen, denen tatsächlich keine Erkrankung zugrunde lag. Der negative prädiktive Wert oder negative Vorhersagewert ist ein Parameter zur Einschätzung der Aussagekraft von medizinischen Testverfahren. Er gibt an, wie viele Personen, bei denen eine Tuberkulose mittels eines Testverfahrens nicht festgestellt wurde, auch tatsächlich gesund sind.

Statistische Auswertung

Die deskriptive Datenauswertung erfolgte wie zuvor mit SPSS, Version 18 (SPSS Inc., Chicago, Illinois). Für kategoriale Daten wurde der Pearson-Chi-Quadrat-Test oder der Fisher-Exact-Test verwendet, wenn die Fallzahl pro Zelle unter fünf lag. Mit dem Wilcoxon-Rangsummentest wurde überprüft, ob sich der Median bei den zwei aufeinanderfolgenden gemessenen IFN-Konzentrationen unterscheidet.

4 Ergebnisse

4.1 Ergebnisse der Prävalenzstudie

Studienpopulation

Es wurden insgesamt 2.931 Beschäftigte im Gesundheitsdienst im Rahmen von arbeitsmedizinischen Vorsorgeuntersuchungen getestet. Aufgrund fehlender Angaben zum Quantiferon-Test mussten zwölf Probanden (0,4%) ausgeschlossen werden. Zusätzlich lagen bei 27 Probanden (0,9%) undeterminierte Testergebnisse vor. Auch diese Probanden wurden aus der weiteren Analyse ausgeschlossen. Von 2.893 Probanden lagen alle Daten komplett vor und konnten in die Auswertung zur Prävalenz und zu möglichen Risikofaktoren eingeschlossen werden. Die Mehrheit der Studienteilnehmer n=2.241 (77,5%) waren Frauen. Das Durchschnittsalter der Gesamtgruppe betrug 39,1 Jahre mit einer Standardabweichung von 12,2 Jahren. Eine BCG-Impfung hatten 45% der Beschäftigten erhalten. Die BCG-Impfung war entweder im Impfpass dokumentiert oder es wurden bei der Untersuchung durch die Betriebsärzte eindeutige Impfnarben festgestellt. Der größte Teil der Beschäftigten war in Deutschland geboren (n=2.450). 15,3% der Studienteilnehmer waren im Ausland geboren, verfügten damit über einen Migrationshintergrund (Tabelle 3). Die Mehrheit der Probanden mit Migrationshintergrund stammte aus den Ländern der ehemaligen Sowjetunion und aus anderen Ländern Osteuropas (11,5%), 1,2% kamen aus westeuropäischen Ländern (Spanien, Frankreich, Schweden, Portugal oder der Schweiz). Insgesamt 1,1% der Probanden sind in Asien geboren (Philippinen, Thailand oder Indien) und 0,9% der Studienteilnehmer sind aus Afrika oder aus Südamerika zugewandert. Bei 0,6% fehlten konkrete Angaben zum Geburtsland. In der Gruppe der Beschäftigten, die aus den osteuropäischen Ländern stammen, fiel bei 14,8% (49/332) der Quantiferon-Test positiv aus, bei den Beschäftigten aus Westeuropa betrug die Prävalenz 25% (9/35). Die höchste Rate gab es bei den Beschäftigten aus Asien mit 36,4% (12/33) (keine Tabelle).

Die Mehrheit der untersuchten Beschäftigten waren Krankenschwestern und Krankenpfleger (54%), gefolgt von Ärzten (13,9%). 7,6% der Beschäftigten arbeiteten in der Verwaltung oder im Reinigungsdienst. In medizinisch-technischen Berufen wie MTA, MTRA, EKG usw. waren 6,1% der Probanden beschäftigt, 5,6% der Studienteilnehmer waren Berufseinsteiger wie Zivildienstleistende, Praktikanten oder Auszubildende zum Gesundheits- und Krankenpfleger (Tabelle 3).

Im Rahmen von regelmäßigen Vorsorgeuntersuchungen nach der ArbMedVV für Beschäftigte in Bereichen mit höherem Risiko für eine LTBI wurden 1.954 (67,2%) Probanden auf eine LTBI hin untersucht. Bei 178 (9,2%) war der QFT positiv. Im Rahmen von Angebotsuntersuchungen nach einem akzidentiellen Kontakt zu einem TB-Indexfall wurden im Studienzeitraum insgesamt 948 Beschäftigte untersucht, bei 8,6% fiel der QFT positiv aus. Es wurde kein Fall von aktiver, behandlungsbedürftiger Tuberkulose gefunden.

Ein positiver QFT wurde bei insgesamt 260/2.893 (9,0%) der Probanden ermittelt, 685 (23,7%) gaben vorherige positive THT-Tests in der Anamnese an. Insgesamt wurden von den positiven THT-Tests nur 17,2% durch den QFT bestätigt (Tabelle 3).

Tabelle 3 Beschreibung der Studienpopulation und Anteil der positiven QFT-Tests

Variablen	N=2893	QFT	
Alter **	n (%)	Negative n (%)	Positive n (%)
>25 Jahre	369 (12,8)	359 (97,3)	10 (2,7)
25-35 Jahre	681 (23,5)	641 (94,1)	40 (5,9)
35-45 Jahre	810 (28,0)	747 (92,2)	63 (7,8)
45-55 Jahre	752 (26,0)	667 (88,7)	85 (11,3)
>55 Jahre	281 (9,7)	219 (77,9)	62 (23,8)
Geschlecht			
Frauen	2241 (77,5)	2041 (91,1)	200 (8,9)
Männer	652 (22,5)	592 (90,8)	60 (9,2)
Geburtsland**			
Deutschland	2450 (84,7)	2265 (92,4)	185 (7,6)
Ausland	443 (15,3)	368 (83,1)	75 (16,9)
TB in der Anamnese **			
Nein	2865 (99,0)	2616 (91,3)	249 (8,7)
Ja	28 (1,0)	17 (60,7)	11 (39,3)
BCG-Impfung			
Nein	1590 (55,0)	1447 (91,0)	143 (9,0)
Ja	1303 (45,0)	1186 (91,0)	117 (9,0)
Beruf **			
Ärzte	403 (13,9)	368 (91,3)	35 (8,7)
Krankenpflegepersonal	1561 (54,0)	1426 (91,4)	135 (8,6)
Verwaltungsangestellte	113 (3,9)	95 (84,1)	18 (15,9)
Medizinisch technische Berufe	176 (6,1)	157 (89,2)	19 (10,8)
Andere	128 (4,4)	116 (90,6)	12 (9,4)

Fortsetzung Tabelle 3 Beschreibung der Studienpopulation und Anteil der positiven QFT-Tests

Variablen	N=2893	QFT	
Beruf**	n (%)	Negative n (%)	Positive n (%)
Auszubildende/Zivis/Praktikanten	161 (5,6)	159 (98,8)	2 (1,2)
Therapeuten	109 (3,8)	102 (93,6)	7 (6,4)
Reinigungsdienst	107 (3,7)	92 (86,0)	15 (1,04)
Sozial-/Assistenzberufe	135 (4,7)	118 (87,4)	17 (12,6)
Arbeitsplatz**			
Stationen	1078 (37,3)	988 (91,7)	90 (8,3)
Sonstige Arbeitsbereiche	210 (7,3)	199 (94,8)	11 (5,2)
Aufnahmestationen	188 (6,5)	177 (94,1)	11 (5,9)
Infektionsstationen	343 (11,9)	313 (91,3)	30 (8,7)
Geriatrie/Altenpflege	401 (13,9)	362 (90,3)	39 (9,7)
Funktionsabteilungen (Röntgen/Endoskopie/Labor)	239 (8,3)	203 (84,9)	36 (15,1)
Verwaltung	97 (3,4)	84 (8,6)	13 (13,4)
Intensivstation/OP	337 (11,6)	307 (91,1)	30 (8,9)
Vorherige THT-Tests**			
Negativer THT	1355 (46,8)	1279 (94,4)	76 (5,6)
Positiver THT	685 (23,7)	567 (82,8)	118 (17,2)
kein THT	853 (29,5)	787 (92,3)	66 (7,7)
TB in der Familie/Freundeskreis **			
Nein	2691 (93,0)	2463 (91,5)	228 (8,5)
Ja	202 (7,0)	170 (84,2)	32 (15,8)

**Chi-Quadrat Test statistisch signifikant

Bei 2.040 Studienteilnehmern lagen Angaben zu beiden Tests vor. Davon waren 66,4% im THT negativ. Von den THT-negativen Beschäftigten gaben 38,6% an, BCG-geimpft zu sein, ein positiver QFT fand sich bei 5,6%. Einen positiven THT wiesen 685/2.040 (33,6%) auf. Die Mehrzahl davon waren frühere THT-Testergebnisse, nur 13,1% der THT-Tests wurden zeitgleich mit dem QFT durchgeführt. Unterscheidet man nach der Art der früheren THT-Tests, so finden sich zu 93,3% Stempeltests und nur zu 6,1% Tuberkulin-Hauttests nach Mendel-Mantoux. Von den Stempeltests wurden insgesamt 16% durch den QFT bestätigt, von den Mendel-Mantoux-Tests zwischen 19,4% und 23,3% (Abbildung 12).

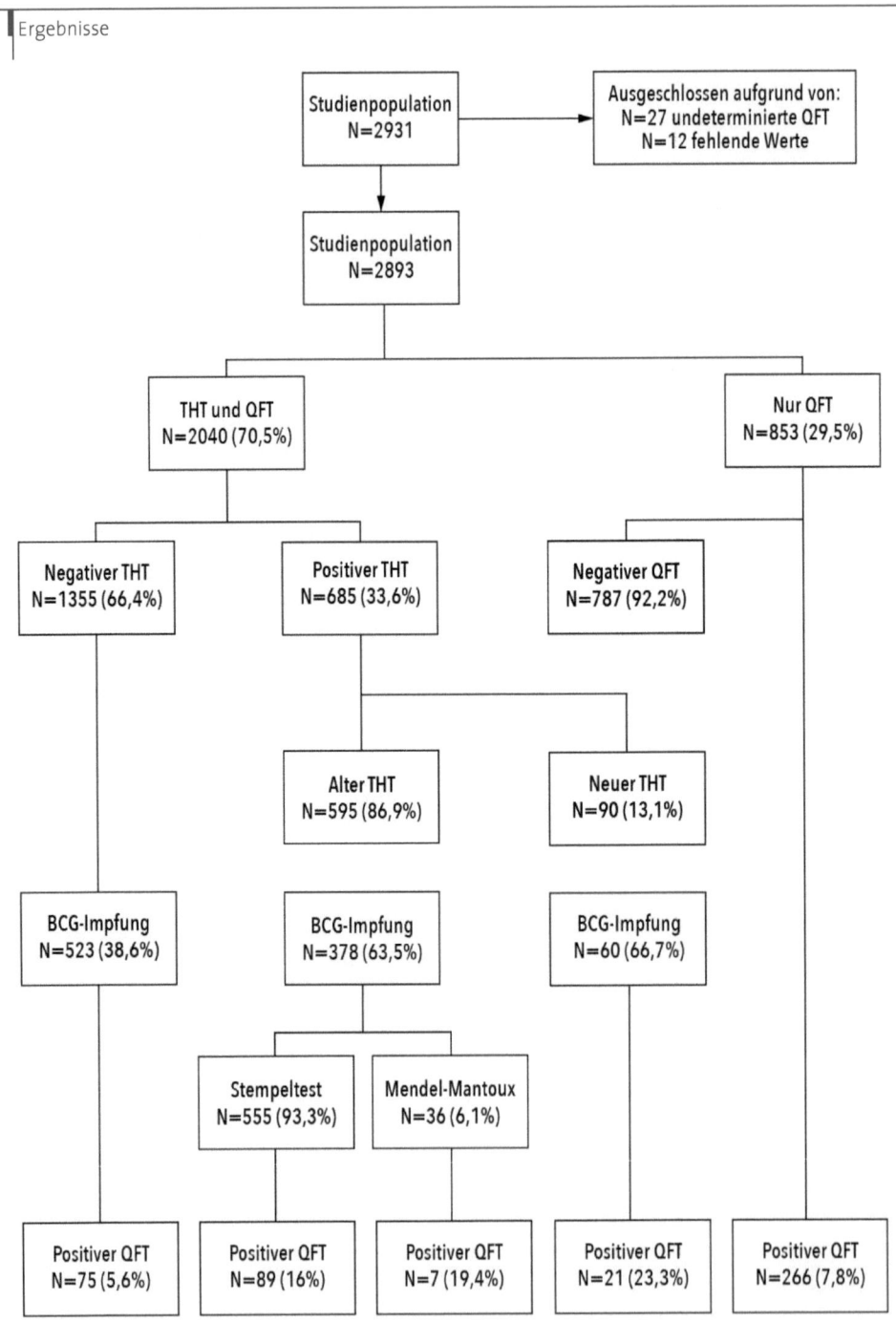

Abbildung 12 Beschreibung der Studienpopulation bezüglich der THT- und QFT-Ergebnisse

BCG-Impfung

Eine frühere BCG-Impfung hatte keinen Einfluss auf ein positives QFT-Ergebnis. Bei den THT-positiven Probanden lag der Anteil der BCG-Geimpften mit 33,6% doppelt so hoch im Vergleich zu 15,5% bei den THT-positiven Probanden, die nicht BCG-geimpft waren (Tabelle 4).

Tabelle 4 Anteil der BCG-geimpften Probanden bei den Testergebnissen von THT und QFT

Variablen	BCG-Impfung n (%)	Keine BCG-Impfung n (%)
Vorheriger THT	961 (47,0)	1079 (53,0)
THT-	523 (40,1)	832 (52,3)
THT+	438 (33,6)	247 (15,5)
QFT -	1447 (91,0)	1186 (91,0)
QFT+	117 (9,0)	143 (9,0)

Berufsgruppe

Je nach Berufsgruppe ergaben sich unterschiedliche Prävalenzraten (Tabelle 3). Bei dem Krankenpflegepersonal und bei den Ärzten lagen die Raten mit 8,6% und 8,7% in etwa gleich hoch. Die höchsten Prävalenzraten gab es bei den Verwaltungsangestellten und bei den Reinigungskräften (15,9% und 14,0%). In der Gruppe der Reinigungskräfte stammten alle QFT-Positiven aus Hoch-Inzidenzländern. Bei den medizinisch-technischen Berufen wie den Beschäftigten in der Radiologie oder dem Labor betrug die Prävalenzrate 10,8%. Die geringste Rate wiesen die Berufseinsteiger mit 1,2% auf.

Arbeitsbereich

Betrachtet man die einzelnen Arbeitsbereiche, so zeigten sich auch hier unterschiedliche Prävalenzraten. Die höchste Rate gab es in den Funktionsabteilungen wie Röntgen, Endoskopie und Labor mit 15,1%. Hohe Raten fanden sich auch in den Bereichen Intensivpflege/Operationsbereich (8,9%), im Verwaltungsbereich (13,4%) und in der Geriatrie (9,7%). In den Aufnahmestationen und den Infektionsstationen einschließlich der Pneumologie lagen die Raten bei 5,9% bzw. 8,7%.

Beschäftigungsdauer

Bei der Beschäftigungsdauer zeigte sich ein deutlicher Anstieg der Prävalenzrate von 5,1% in der Gruppe der Beschäftigten, die weniger als fünf Berufsjahre im Gesundheitsdienst beschäftigt waren, auf 11,4% bei einer Beschäftigungsdauer von mehr als 20 Jahren. Zwischen Alter und Beschäftigungsdauer gab es eine mittlere Korrelation von r=0,653 (Chi-Quadrat p=0,001). Aufgrund der Korrelation der Altersvariablen und der Beschäftigungsdauer wurde nur die Altersvariable als möglicher Risikofaktor in das Regressionsmodel aufgenommen.

Mögliche Risikofaktoren für einen positiven QFT

Risikofaktoren für ein positives QFT-Ergebnis waren Alter, Migrationshintergrund und eine Tuberkuloseerkrankung in der Anamnese. In der Alterklasse über 55 Jahre betrug die Odds Ratio (OR) 7,7 (95% KI 3,8-15,6). Waren die Studienteilnehmer im Ausland geboren, betrug die OR 2,1 (95% KI 1,6-2,9) und bei einer TB-Anamnese lag die OR bei 5,5 (95% KI 2,4-12,7). Als Referenzkategorie für vorherige Tuberkulin-Hauttestergebnisse wurde die Kategorie negativer THT gewählt. Bei einem vorherigen positiven THT betrug die OR 3,0 mit einem 95% KI von 2,2-4,1. Bei Probanden ohne vorherige THTs lag die OR für einen positiven QFT bei 1,4 (95% KI 1-1,95). Keine statistisch signifikanten Assoziationen traten bei den Variablen Geschlecht, BCG-Impfung, Arbeitsbereich und Beruf auf (Tabelle 5).

Durch das Vorgehen, nur den IGRA als Diagnoseinstrument einzusetzen, wurde kein Fall einer aktiven TB übersehen. Bei keinem der QFT-positiven Beschäftigten kam es zur Progression einer aktiven, behandlungsbedürftigen Tuberkulose innerhalb des Studienzeitraums von bislang vier Jahren.

Tabelle 5 Odds Ratios für Risikofaktoren für einen positiven QFT-Test im Endmodell der logistischen Regression

Variablen	Odds Ratio	95% KI
Alter**	961 (47,0)	1079 (53,0)
>25 Jahre	1	
25-35 Jahre	2,0	0,96-4
35-45 Jahre	2	1,2-4,7
45-55 Jahre	3,7	1,9-7,3
>55 Jahre	7,7	3,8-15,6
Geburtsland**		
Deutschland	1	
Ausland	2,1	1,6-2,9
TB in der Anamnese **		
Nein	1	
Ja	5,5	2,4-12,7
Vorherige THT-Tests**		
Negativer THT	1	
Positiver THT	3,0	2,2-4,1
Kein vorheriger THT	1,4	0,97-1,95

**Adjustiert nach Geschlecht, Beruf, Arbeitsbereich, THT, Geburtsland

4.2 Konversions- und Reversionsraten bei Beschäftigten im Gesundheitsdienst

Beschreibung der Studienpopulation

Von insgesamt 426 Studienteilnehmern lagen zwei aufeinanderfolgende QFT-Tests mit vollständigen Angaben zur Interferon-gamma-Konzentration, zur Base-line-Erhebung und zum Follow-up vor, die in die Analyse einbezogen werden konnten. In der zweiten Erhebung gab es kein undeterminiertes Testergebnis. Die Beschreibung der Studienpopulation ist in Tabelle 6 dargestellt. Der größte Teil der Studienpopulation waren Frauen (73,9%) und das Durchschnittsalter lag bei 40 Jahren. 53,1% der Untersuchten waren BCG-geimpft. Ärzte und Kran-kenpflegepersonal machten knapp 60% der Studienpopulation aus. 24,6% der Probanden gaben an, innerhalb des Untersuchungszeitraums Kontakt zu einem TB-Indexfall gehabt zu haben (Tabelle 6).

Tabelle 6 Beschreibung der Studienpopulation mit zwei aufeinanderfolgenden QFT-Tests

Variablen	n	%
Altersklassen		
<25 Jahre	41	9,6
25-35 Jahre	98	23,0
35-45 Jahre	121	28,4
45-55 Jahre	123	28,9
≥56 Jahre	43	10,1
Geschlecht		
Frauen	315	73,9
Männer	111	26,1
BCG-Impfung		
Nein	200	46,9
Ja	226	53,1
Geburtsland**		
Deutschland	330	77,5
Ausland	96	22,5
TB in der Anamnese **		
Nein	421	98,8
Ja	5	1,2
TB bei Verwandten oder Freunden		
Nein	392	92,0
Ja	34	8,0
Kontakt zu TB-Indexfall zwischen den Untersuchungen		
Nein	321	75,4
Ja	105	24,6
Beruf		
Verwaltungsangestellte	38	8,9
Reinigungskraft/Aushilfskraft	34	8,0
Medizinisch-technische Assistenten	48	11,3
Krankenpflege	207	48,6
Arzt	48	11,3
Andere	51	12,0
Arbeitsbereich		
Notaufnahme	34	8,0
Infektions-/pneumologische Station	53	12,5
Geriatrie	33	7,7
Labor	18	4,2
Radiologie /Pathologie	28	6,6

Fortsetzung Tabelle 6 Beschreibung der Studienpopulation mit zwei aufeinanderfolgenden QFT-Tests

Variablen	n	%
Arbeitsbereich		
Innere Medizin	49	11,5
Chirurgie	28	6,6
Funktionsdiagnostik	41	9,6
Andere	142	33,3
Vorherige THT-Tests		
Negativ	109	25,6
Positiv	317	74,4
Gesamt	426	100

Bei 82,2% (n=350) der Kohorte lagen in beiden Tests konstant negative QFT-Ergebnisse über den Studienzeitraum von durchschnittlich zwölf Monaten mit einer Standardabweichung von vier Monaten zwischen den beiden Tests vor. Bei 8,7 % (n=37) waren beide aufeinanderfolgende QFT-Tests positiv (keine Tabelle). Unterteilt man die Arbeitsbereiche nach ihrem Infektionsrisiko, so arbeiteten 138 Beschäftigte in Bereichen mit hohem Risiko (Notaufnahme, pneumologische Station, Infektionsstation, Geriatrie und Labor), 146 Personen in Bereichen mit einem mittleren Risiko (Radiologie, Pathologie, Innere Medizin, Chirurgie) und 142 Personen in Bereichen mit einem geringen Infektionsrisiko (mobiles Patienten-Café, Reinigungsdienst, Verwaltung/Technik). Der Anteil der Konversionen in der Hochrisikogruppe betrug 5,8% im Vergleich zu 1,4% in der Gruppe mit geringem Infektionsrisiko. Die Unterschiede waren jedoch nicht statistisch signifikant (Tabelle 7).

Tabelle 7 Testveränderungen unterteilt nach Arbeitsbereichen mit unterschiedlichen Risiken

Variablen	Beide QFT negativ n (%)	Beide QFT positiv n (%)	Reversion n (%)	Konversion n (%)	Gesamt n
Arbeitsbereiche mit hohem Risiko*	111 (80,4)	12 (8,7)	7 (5,1)	8 (5,8)	138
Arbeitsbereiche mit mittlerem Risiko*	124 (84,9)	12 (8,2)	4 (2,7)	6 (4,1)	146
Arbeitsbereiche mit geringem Risiko*	115 (81)	13 (9,2)	12 (8,5)	2 (1,4)	142
Gesamt	350	37	23	16	426

*Chi-Quadrat nicht statisch signifikant

Betrachtet man die Berufsgruppen, bei denen es zu Konversionen kam, so betrafen 68,8% (11/16) der Konversionen Ärzte und Krankenpflegepersonal (Tabelle 8).

Tabelle 8 Angaben zur Person mit Alter, Geschlecht, Beruf, Arbeitsbereich und QFT-Konzentrationen bei Personen mit einer Konversion

Alter/ Geschlecht	Beruf	Arbeitsbereich	QF–IT (IFN-γ, IU/ml) Baseline	Ergebnis 2. Test	Differenz
52/männlich	Arzt	Pathologie	0,19	0,43	0,24
36/männlich	Krankenschwester	Infektionsstation	0,11	0,40	0,29
27/weiblich	Ärztin	Innere Medizin	0,00	0,43	0,43
40/weiblich	Verwaltung	Pneumologie	0,01	0,46	0,45
54/weiblich	MTA	Labor	0,25	0,78	0,53
47/weiblich	Servicekraft	Patienten-Café	0,31	0,92	0,61
42/weiblich	Krankenschwester	Pneumologie	0,01	0,65	0,64
34/weiblich	Krankenschwester	Notaufnahme	-0,89	0,66	0,77
46/weiblich	Ärztin	Radiologie	0,31	1,28	0,97
54/männlich	MTA	Pathologie	0,29	1,39	1,10
50/weiblich	Reinigungspersonal	Infektionsstation	-0,40	0,65	1,25
24/männlich	Krankenpfleger	Innere Medizin	-0,90	0,58	1,48
21/weiblich	Krankenschwester	Innere Medizin	0,03	1,64	1,61
27/weiblich	Krankenpflegeschülerin	Alle Stationen	0,23	2,82	2,59
50/weiblich	Krankenschwester	Notaufnahme	0,26	4,33	4,07
44/weiblich	Krankenschwester	Infektionsstation	0,10	5,47	5,37

Konversionen und Reversionen in Abhängigkeit von vorherigen THT-Ergebnissen

Bei 29,7% (n=104) der konstant negativen QFT-Tests wurde ein positiver THT in der Anamnese festgestellt. Waren hingegen beide QFT-Tests positiv, so war auch ein vorheriger THT in 62,2% der Fälle positiv ausgefallen. Bei 50% der Konversionen waren die vorherigen THT-Tests positiv. Von den 23 Reversionen waren 34,8% der Betroffen im THT-Test positiv (keine Tabelle).

Häufigkeit von Konversionen und Reversionen in Abhängigkeit verschiedener Definitionen

Bei 14,1% der Beschäftigten waren beide QFT-Tests positiv (Tabelle 9). Nimmt man als Definition für eine Konversion die einfache dichotome Auswertung von negativ zu positiv (<0,35 IU/ml zu >0,35 IU/ml) an, so ergab sich eine Konversionsrate bei denjenigen, die im ersten Test negativ waren, von 4,4% und eine Reversionsrate von 43,4% bei denjenigen, die im ersten QFT-Test positiv waren. Insgesamt zeigte sich, dass die Konversions- und Reversionsraten von der IFN-gamma-Konzentration im ersten Test abhingen. Bei den Beschäftigten (n=292) mit einer IFN-gamma-Konzentration von unter 0,1 IU/ml in der Baseline-Erhebung betrug die Konversionsrate 2,7% im Vergleich zu 26,1% bei den 23 Beschäftigten mit einer Baseline-IFN-gamma-Konzentration von 0,2 zu <0,35 IU/ml. Ähnliches zeigte sich bei der Betrachtung der Reversionsraten in Abhängigkeit zur IFN-gamma-Konzentration im ersten QFT-Test. In der Gruppe der Beschäftigten mit einer Ausgangskonzentration von >1,0 zu 3,0 IU/ml kam es bei 41,2% der Teilnehmer zu einer Reversion. In der Gruppe der Beschäftigten mit einer Ausgangskonzentration von >0,35 bis 0,5 IU/ml kam es hingegen in nahezu 65% der Fälle zu einer Reversion. Bei einer IFN-gamma-Konzentration von über 3 IU/ml gab es keine Reversion (Tabelle 9).

Tabelle 9 Beschreibung der IFN-gamma-Konzentrationen im zweiten QFT-Test in Abhängigkeit der IFN-gamma-Konzentration im ersten QFT-Test

1. QFT	2. QFT					
	n	%	n	%	n	%
<0,1 IU/ml	284	97,3	8	2,7	292	68,5
0,1-<0,2 IU/ml	49	96,1	2	3,9	51	12
0,2-<0,35 IU/ml	17	73,9	6	26,1	23	5,4
Neg. 1. QFT	350	95,6	16	4,4	366	85,9
0,35-<0,5 IU/ml	11	64,7	6	35,3	17	4,0
0,5-<0,7 IU/ml	3	42,9	4	57,1	7	1,6
0,7-1,0 IU/ml	2	40,0	3	60,0	5	1,2
>1-3 IU/ml	7	41,2	10	58,8	17	4,0
>3 IU/ml	0	0,0	14	100	14	3,3
Pos. 1. QFT	23	43,4	37	69,8	53	14,1
Alle	373	87,6	53	12,4	426	100,0

Konversionen und Reversionen in Abhängigkeit unterschiedlicher Definitionen

Die höchsten Konversions- und Reversionsraten – von 4,4% (95% KI 2,5-7,0%) und 43,4% (95% KI 29,8-58,0%) – ergaben sich bei der am wenigsten strengsten dichotomen Definition von negativ zu positiv (<0,35 IU/ml zu >0,35 IU/ml). Bei der Definition für eine Konversion von „<0,35 IU/ml + einem Anstieg von <0,5 IU/ml" und für eine Reversion von „>0,35 IU/ml + Abfall von >0,5 IU/ml" lagen die Raten bei 2,2% (Konversion) und 18,7% (Reversion). Bei der am strengsten gefassten Definition von <0,35 IU/ml + einem Anstieg von >0,70 IU/ml ergab sich eine Konversionsrate von 1,7% und eine Reversionsrate von 18,7%. Die 95%-Konfidenzintervalle der einzelnen Raten überlappen sich, weshalb keine statistisch signifikanten Unterschiede bestanden. Unabhängig von der jeweiligen Definition lag der Anteil der Konversionen immer deutlich unter dem Anteil der Reversionen (Tabelle 10).

Annahme einer Grauzone

Wird ein Graubereich von <0,2 IU/ml zu >0,7 IU/ml angenommen, der alle Probanden ausschließt, die mindestens ein Ergebnis in diesem Graubereich aufwiesen, so ergab sich die niedrigste Konversionsrate (0,6%) und ebenfalls eine geringe Reversionsrate (19,4%) (Tabelle 10).

Tabelle 10 Anteil der Konversionen und Reversionen in Abhängigkeit unterschiedlicher Definitionen

Definition von a) Konversion b) Reversion	Bezugs-population	n	%	95% CI
1a) Konversion von <0,35 bis ≥0,35 IU/ml	366	16	4,4	2,5-7,0
1b) Reversion von ≥0,35 bis <0,35 IU/ml	53	23	43,4	29,8-58,0
2a) Konversion <0,35 + Anstieg von ≥0,5 IU/ml	366	8	2,2	0,07-1,95
2b) Reversion >0,35 + Abfall von ≥0,5 IU/ml	53	10	18,7	9,4-1,9
3a) Konversion <0,35 + Anstieg von ≥0,7 IU/ml	350	6	1,7	0,6-36,9
3b) Reversion >0,35 + Abfall von ≥0,7 IU/ml	53	10	18,7	9,4-1,9

Fortsetzung Tabelle 10 Anteil der Konversionen und Reversionen in Abhängigkeit unterschiedlicher Definitionen

Definition von a) Konversion b) Reversion	Bezugs-population	n	%	95%CI
4a) Konversion von <0,2 bis >0,7 IU/ml	350	2	0,6	0,07- 2,05
4b) Reversion von >0,7 bis <0,2 IU/ml	36	7	19,4	8,2- 36,0

*Bezugspopulation: Alle mit einem positiven oder negativen 1. Test für die verschiedenen Definitionen von Konversionen und Reversionen, N: absolute Anzahl von konvertierten oder revertierten Beschäftigten im Gesundheitsdienst

Klinische Befunde nach der Baseline-Erhebung und nach dem Follow-up

Alle Studienteilnehmer mit einem positiven Ausgangstest und mit einer Konversion wurden zum Ausschluss einer aktiven Tuberkuloseerkrankung geröntgt. Keiner der Studienteilnehmer entwickelte im Laufe der Studienperiode von Januar 2006 bis Dezember 2010 eine aktive, behandlungsbedürftige Tuberkulose.

4.3 TB-Infektionsrisiko bei Berufseinsteigern im Gesundheitswesen

Beschreibung der Studienpopulation (Baseline)

In der Kohortenstudie wurden alle Auszubildenden, die zum 1. 10. 2008 und zum 1. 4. 2009 am Institut für berufliche Bildung im Gesundheitswesen von *Vivantes* mit der Ausbildung zum Gesundheits- und Krankenpfleger begonnen haben, zu zwei unterschiedlichen Zeitpunkten mit dem neuen Interferon-gamma Release Assay (QFT) untersucht (Abbildung 13). Die Kohorte bestand zur Baseline-Erhebung (Beginn der Ausbildung) aus insgesamt 194 Auszubildenden. 70% der Auszubildenden waren Frauen. Das Durchschnittsalter betrug 23 Jahre mit einer Standardabweichung von 5,5 Jahren. Die jüngste Studienteilnehmerin war 17 Jahre alt und die älteste 53 Jahre. Die überwiegende Mehrheit (92,8%) der Auszubildenden war in Deutschland, 14 (7,2%) waren im Ausland geboren. Letztere stammten alle aus Ländern mit hoher oder mittlerer Tuberkulose-Inzidenz. Zwei Probanden stammten aus Afrika (Äthiopien und Kamerun), zwei aus Asien (Nepal und Pakistan), einer aus Chile und neun aus osteuropäischen Ländern (Polen, Rumänien, Türkei, Russland und dem Kosovo) (keine Tabelle).

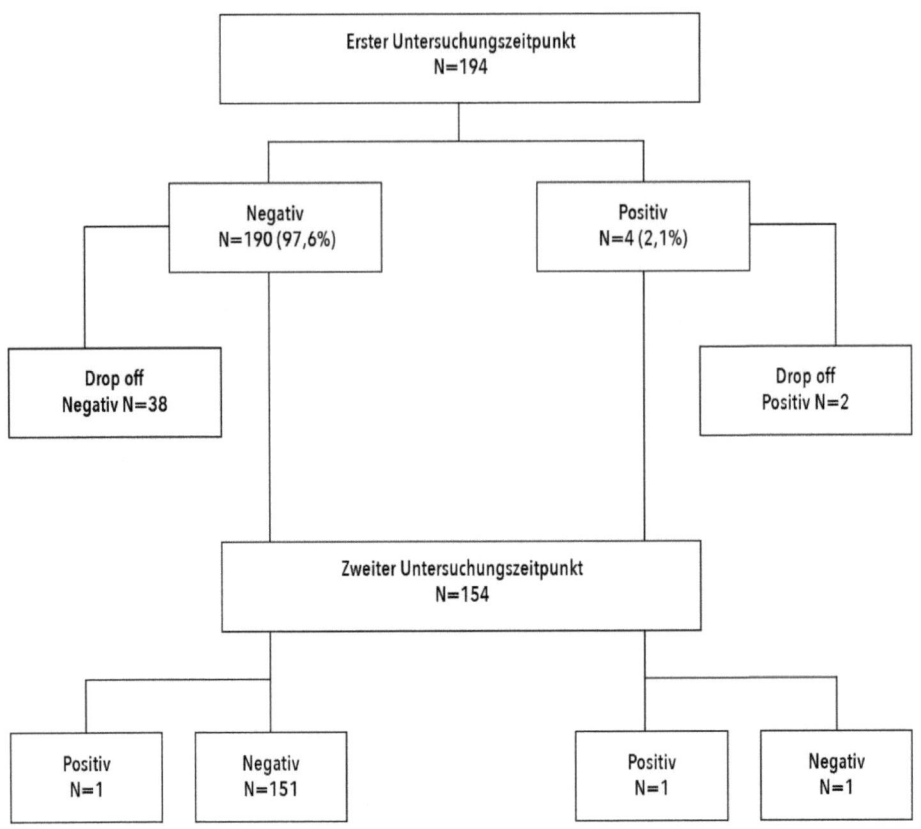

Abbildung 13 Flow Chart Beschreibung der Studienpopulation

Eine BCG-Impfung lag bei 107 (55,2%) der Teilnehmer vor. Ein Großteil der Auszubildenden (96,4%) hatte vor Beginn der Ausbildung schon Erfahrungen im Gesundheitsbereich durch Praktika, ein freiwilliges soziales Jahr, Zivildienst, Tätigkeit im Rettungsdienst oder als Aushilfe in Pflegeeinrichtungen gesammelt. Nur sieben Probanden gaben an, keine soziale Tätigkeit im Vorfeld der Ausbildung ausgeübt zu haben. Bei einer Studienteilnehmerin ging aus der Anamnese eine Tuberkuloseerkrankung aus dem Jahr 2002 hervor (Tabelle 11).

Insgesamt vier Auszubildende wiesen einen positiven QFT-Test auf. Damit betrug die Prävalenz der LTBI zu Beginn der Ausbildung 2,1% (Tabelle 11).

Tabelle 11 Beschreibung der Studienpopulation zu Beginn der Ausbildung

Variablen	1. Erhebung N =194	
	n	%
Geschlecht		
Weiblich	136	70,1
Männlich	58	29,9
Alter		
bis 18 Jahre	7	3,6
19-20 Jahre	47	24,2
21-25 Jahre	108	55,7
26-35 Jahre	22	11,3
Älter als 36 Jahre	10	5,2
Geburtsland		
Deutschland	180	92,8
Ausland	14	7,2
BCG-Impfung		
Ja	107	55,2
Nein	87	44,8
QFT-Test		
Positiv	4	2,1
Negativ	190	97,9
Soziale Tätigkeit vor Ausbildungsbeginn		
Ja	187	96,4
Nein	7	3,6
TB in der Anamnese		
Ja	1	0,5
Nein	193	99,5

Die IFN-gamma-Konzentrationen bei den positiven QFT-Tests lagen zwischen 0,67 IU/ml und 12,00 IU/ml und überschritten den Grenzwert damit deutlich. Unter den Personen mit positivem QFT-Test befand sich auch die Probandin mit einer ausgeheilten TB (Tabelle 12).

Tabelle 12 Beschreibung der positiven QFT nach dem 1. Test

Alter	Geburtsland	TB- Anamnese	Vorherige Tätigkeit im Gesundheits- dienst	Röntgen- befund (auffällig)	IFN- Konzentration
24 Jahre	Deutschland	nein	Aushilfe	nein	0,67
22 Jahre	Deutschland	nein	Praktikum	nein	1,75
40 Jahre	Äthiopien	ja	Praktikum	nein	2,05
19 Jahre	Deutschland	nein	Zivildienst	nein	12,00

Follow-up-Ergebnisse: Konversion und Reversionen

Nach Abschluss des ersten Ausbildungsjahres hatten insgesamt 40 Auszubildende ihre Ausbildung abgebrochen. Die Studienpopulation im Follow-up betrug
somit 154 Probanden. Von den 154 Auszubildenden waren zum zweiten Unter-
suchungszeitpunkt zwei Probanden im QFT positiv (Tabelle 13), von denen eine Probandin schon im ersten Test ein positives Ergebnis hatte und in ihrer Anamnese eine ausgeheilte TB aufwies. Im Follow-up jeweils wurde eine Konversion und eine Reversion beobachtet was einer Konversions- bzw. Reversionsrate von 0,6% entsprach (Tabelle 14).

Tabelle 13 Beschreibung der Studienpopulation mit zwei positiven QFT-Testergebnissen

Variablen	2. Erhebung N=154	
	n	%
Geschlecht		
Weiblich	108	70,1
Männlich	46	29,9
Alter		
bis 18 Jahre	2	1,3
19-20 Jahre	9	5,8
21-25 Jahre	111	72,1
26-35 Jahre	26	16,9
älter als 36 Jahre	6	3,9
Geburtsland		
Deutschland	144	93,5
Ausland	10	6,5

Fortsetzung Tabelle 13 Beschreibung der Studienpopulation mit zwei positiven QFT-Testergebnissen

Variablen	2. Erhebung N=154	
	n	%
BCG-Impfung		
Ja	88	57,1
Nein	66	42,9
QFT-Test		
Positiv	2	1,3
Negativ	152	98,7
Soziale Tätigkeit vor Ausbildungsbeginn		
Ja	151	98,1
Nein	3	1,9
TB in der Anamnese		
Ja	1	0,6
Nein	153	99,4
Kontakt zu TB-Indexfall		
Ja	35	22,7
Nein	119	77,3
Auslandsaufenthalt >2 Wochen		
Ja	1	0,6
Nein	153	99,4
Gesamt	154	100

Einen längeren Auslandsaufenthalt in der Zeit zwischen Erst- und Zweiterhebung in einem Hoch-Inzidenzland gab ein Proband an. 35 Auszubildende berichteten, in ihrem ersten Ausbildungsjahr direkten Kontakt zu einem TB-Patienten gehabt zu haben (Tabelle 13). In 22 Fällen handelte es sich um Kontakte zu sowohl kulturell als auch mikroskopisch gesicherten Index-Fällen. Zwei Probanden hatten Kontakt zu einem kulturell gesicherten Index-Fall. Bei den anderen elf Probanden fehlten diese Angaben. Bei der Probandin mit der Konversion lag kein bekannter TB-Kontakt vor. Im ersten Ausbildungsjahr waren die Auszubildenden durchschnittlich in fünf verschiedenen Stationen eingesetzt worden. Die Einsatzzeiten variierten zwischen ca. vier und acht Wochen pro Station. Die Praxiseinsätze verteilten sich über alle Krankenhausabteilungen, angefangen von der Inneren Medizin, Chirurgie, Psychiatrie, Gynäkologie und Wochenbett-Stationen bis hin zu Einsätzen im ambulanten Bereich auf der Sozialstation.

Tabelle 14 Veränderung 1. Test zu 2. Test

Alter	Kontakt zu TB-Indexfall	IFN-Konzentration Baseline	IFN-Konzentration 2. Ausbildungsjahr	Veränderung
23 Jahre	nein	1,75	0,00	Reversion
23 Jahre	nein	0,01	0,68	Konversion
40 Jahre	nein	2,05	2,40	Beide Tests positiv

Auswertung der Spezifität des QFT

Zur Ermittlung der Spezifität des QFT benötigt man eine Studienpopulation, die gesund ist und bei der auch in der Vergangenheit kein Expositionsrisiko gegenüber M. tuberculosis bestanden hat. Zur Analyse der Spezifität und des negativen prädiktiven Werts des QFT wurden von den ursprünglich 194 Probanden 14 Probanden ausgeschlossen, die aus einem Hoch-Inzidenzland stammten oder Kontakt zu einem TB-Indexfall gehabt hatten. Von den verbliebenen 180 Probanden mit einem sehr geringen Expositionsrisiko wiesen zwei Probandinnen positive QFT-Ergebnisse auf (Abbildung 14). Damit betrug die Spezifität des QFT 98,9% (178/180, 95% KI 0,96-0,999). Das Durchschnittsalter in der Spezifitätsgruppe lag bei 22,96 Jahre mit einer Standardabweichung von 5,8. Eine BCG-Impfung lag bei 86 (47,8%) der Teilnehmer der Spezifitätsgruppe vor. Verifiziert wurde dies durch Angaben im Impfausweis (n=85) oder durch Impfnarben (n=1). Senkt man den Cut-off eines diagnostischen Tests reduziert sich die Spezifität und die Sensitivität wird erhöht. Würde man den Cut-off des QFT beispielsweise von 0,35 IU/ml auf 0,10 IU/ml senken, so würde sich die Zahl der positiven QFTs in dieser Studienpopulation auf vier erhöhen. Die Spezifität würde sich dadurch nur unwesentlich von 98,9% auf 97,8% reduzieren.

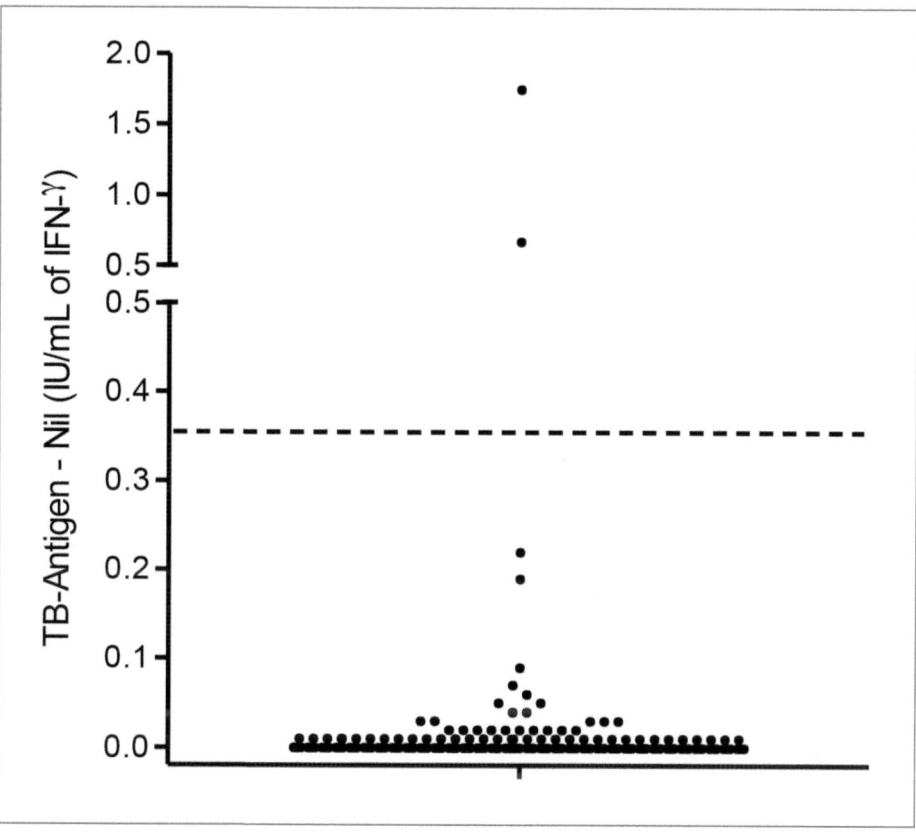

Abbildung 14 Dot plot der einzelnen QFT-Konzentrationen von 180 Probanden mit gültigen Testergebnissen und einem geringen TB-Expositionsrisiko. Die gestrichelte Line zeigt den Cut-off für die IFN-Konzentration von 0,35 IU/ml an.

Negativer prädiktiver Wert des QFT

Von den 194 Auszubildenden zu Beginn der Ausbildung lagen von 154 zum Zeitpunkt des Follow-up zwei QFT-Testergebnisse vor. 151 Auszubildende hatten im Studienzeitraum konstant negative QFT-Testergebnisse. Nach Ablauf des ersten Ausbildungsjahres gab es eine Konversion (0,01 IU/ml zu 0,68 IU/ml) und eine Reversion (1,75 IU/ml zu 0,00 IU/ml) (Abbildung 15). In dem Beobachtungszeitraum von zwei Jahren wurden die Auszubildenden hinsichtlich einer Progression zu einer aktiven TB beobachtet. Keiner der Studienteilnehmer entwickelte in diesem Zeitraum eine aktive TB. Der negative prädiktive Wert des QFT betrug somit 100%.

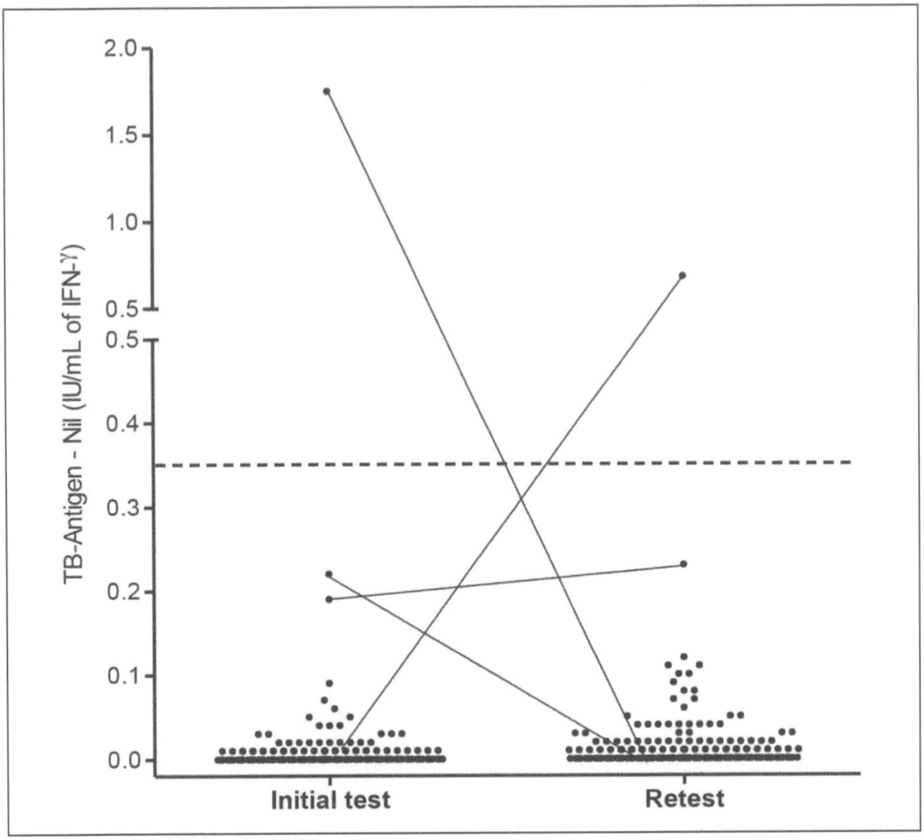

Abbildung 15 Dot plot der QFT-Antworten von 154 Auszubildenden mit zwei gültigen QFT-Testerergebnissen Die gestrichelte Line zeigt den Cut-off für die IFN-Konzentration von 0,35 IU/ml an.

5 Diskussion der Studienergebnisse

5.1 Prävalenzstudie

Das berufsbezogene Risiko für eine LTBI wurde bislang meist nur in konventionellen Studien untersucht (Menzies et al. 2007a). In dem Review von Menzies et al. fanden sich Hinweise auf eine erhöhte Infektionsgefährdung bei der Arbeit auf internistischen und pneumologischen Stationen. Auch die Dauer der beruflichen Tätigkeit in Bereichen mit höherem Infektionsrisiko und der damit einhergehenden längeren Expositionsgefahr spielte eine wesentliche Rolle bei der Abschätzung des möglichen beruflichen Infektionsrisikos (Menzies et al. 2007a).

Seidler und Kollegen fanden in ihrem Review in vielen Studien ein mehr als zweifach erhöhtes relatives Risiko bei Krankenpflegepersonal. Bei den Ärzten sah dies anders aus. Aufgrund der Heterogenität der einzelnen Studien und ihrer unterschiedlichen Studienqualität wurde kein erhöhtes Risiko für Ärzte festgestellt. Nur bei den Pathologen zeigte sich ein erhöhtes Risiko für eine berufliche Exposition (Seidler et al. 2005).

Mit der Gründung des TB-Netzwerkes wurden erstmals die Daten aus den arbeitsmedizinischen Vorsorgeuntersuchungen auf eine LTBI mit dem neuen IGRA systematisch erfasst und ausgewertet. Diese Arbeit bietet damit einen umfassenden Überblick über die LTBI-Prävalenz bei den Beschäftigten Im Gesundheitsdienst in Deutschland. Mit insgesamt 2893 untersuchten Beschäftigten steht die größte Population aus einem Niedrig-Inzidenzland in Europa zur Verfügung, die mit dem QFT auf eine LTBI untersucht wurde. Es wurde eine Prävalenzrate von 9,0% ermittelt. Damit bestätigten sich die vorherigen Auswertungen der TB-Netzwerkdaten. In der ersten Auswertung einer kleinen Stichprobe mit 261 Beschäftigten im Gesundheitswesen und in einer späteren mit insgesamt 2024 Beschäftigten ergaben sich LTBI-Prävalenzraten von 9,6% und 9,9% (Nienhaus et al. 2008b, Schablon et al. 2010a). In der Studie von Schablon et al. zur Prävalenz der LTBI in einer Lungenfachklinik hatten 7,2% der Mitarbeiter positive QFT-Testergebnisse (Schablon et al. 2009). Die Prävalenzraten, die mit dem QFT ermittelt wurden, lagen damit deutlich unter den Ergebnissen, die in der Vergangenheit mit dem THT diagnostiziert worden waren (Kralj et al. 1997). In der Studie von Kralj et al. (1997) fiel bei 24% der Beschäftigten im Gesundheitsdienst der THT positiv aus. Eine hohe Anzahl von positiven THT-Tests konnte durch den IGRA nicht bestätigt werden und ist auf eine Kreuzreaktion mit M. bovis bei einer vorherigen BCG–Impfung zurückzuführen (Nienhaus et al. 2008a, Schablon et al. 2010a). Auch die neuesten Daten bestätigen diese Ergebnisse. Die BCG-Impfstrategie in Deutschland hat sich innerhalb der Untersuchungszeiträume nicht geändert. Aufgrund der sinkenden TB-Inzidenz empfiehlt die Ständige Impfkommission (STIKO) seit 1998 keine BCG-Impfung mehr, anders als z. B. in England. Dort enthalten auch die neusten Empfehlungen (NICE Guidelines 2011) weiterhin die BCG-Impfung.

Ähnliche Ergebnisse hinsichtlich der Prävalenzrate wie in dieser Dissertation finden sich auch in anderen Studien aus Niedrig-Inzidenzländern. Ringshausen und Kollegen beobachteten eine Prävalenzrate von 9,1% bei Beschäftigten im Klinikum Bergmannsheil. Die Beschäftigten wurden im Rahmen einer Umgebungsuntersuchung nach Kontakt zu einem Sputum-negativen Index-Fall untersucht (Ringshausen et al. 2009). In der ersten Auswertung der TB-Netzwerkdaten von Nienhaus et al. (2008b) wurden 821 Beschäftigte aus verschiedenen Kliniken mit dem Quantiferon-Gold In Tube untersucht. Bei den jungen Beschäftigten unter 30 Jahren ergab sich eine niedrige Prävalenz der LTBI von 3%. Mit dem Alter stieg sie deutlich an (>60 Jahre=56,5%). Bei Migranten lag die Prävalenzrate höher als bei in Deutschland geborenen Probanden (OR 2,4, 95% KI 1,4-4,2) (Nienhaus et al. 2008b).

In der Schweiz wurden Beschäftigte eines Krankenhauses in Bern mit dem IGRA untersucht. Von insgesamt 777 Beschäftigten fiel bei 59 (7,6%) der IGRA positiv aus (Stebler et al. 2008). Auch in einer australischen Studie gab es vergleichbare Ergebnisse für die Häufigkeit von positiven QFT-Tests (6,7%) (Vinton et al. 2009). In einer japanischen Studie von Harada et al. wurden 332 Beschäftigte in einem Krankenhaus der Allgemein- und Regelversorgung mit dem QFT untersucht. Bei 9,9% der Probanden war der QFT positiv (Harada et al. 2006). In einer englischen Studie wurden 171 Krankenschwestern in einer Londoner Klinik zu Beginn ihrer Tätigkeit mit dem IGRA und dem THT getestet. Ein positiver IGRA fand sich bei 7,6% (13/171), der THT war bei 16,2% der neu eingestellten Krankenschwestern (24/171) positiv (Khanna et al. 2009). Pollock et al. untersuchten die neu eingestellten Beschäftigten im Beth Israel Deaconess Medical Center in den USA. Von insgesamt 143 THT-positiven Beschäftigten, die mit dem QFT-Test untersucht wurden, waren 26 (18%) positiv (Pollock et al. 2008).

In mehren Studien wurden deutlich niedrigere Prävalenzraten festgestellt. In einer deutschen Studie bei Beschäftigten in der Radiologie fiel nur bei einem

Mitarbeiter (1/95) der T-SPOT.TB-Test positiv aus (Barsegian et al. 2008). Auch Soborg und Kollegen testeten die Mitarbeiter zweier Infektionsstationen in Kopenhagen mit dem QFT auf eine LTBI. Die Studienpopulation bestand aus insgesamt 139 Mitarbeitern, von denen 34 in der Verwaltung ohne direkten Patientenkontakt und 105 mit regelmäßigem Patientenkontakt arbeiteten. Die Prävalenz der LTBI betrug ebenfalls 1% beim QFT im Vergleich zu 34%, wenn zur Diagnose einer LTBI der THT mit einem Indurationsdurchmesser von <12 mm ausgewertet wurde (Soborg et al. 2009). In der Studie von Kobashi et al. lag die Prävalenzrate bei 3% (5/190) bei japanischen Ärzten und Krankenpflegepersonal (Kobashi et al. 2007).

In anderen europäischen Ländern wie Frankreich, Spanien und Portugal wurden hingegen deutlich höhere Prävalenzraten festgestellt. In einer Studie aus Frankreich, dessen Inzidenzrate von 5,2/100.000 Einwohner mit derjenigen in Deutschland vergleichbar ist, wurden die Mitarbeiter des Universitätskrankenhauses in Nantes zeitgleich über einen Zeitraum von einem Jahr mit dem QFT und dem THT getestet. In Frankreich gilt der THT als positiv, wenn der Indurationsdurchmesser über 10 mm liegt. Alle untersuchten Mitarbeiter hatten Kontakt zu einem Sputum-positiven Indexfall gehabt. Der QFT war bei 18,9% der Mitarbeiter positiv, der THT bei 65,5% (Tripodi et al. 2009). Casa und Kollegen untersuchten 147 Beschäftigte in einem allgemeinen Krankenhaus in Barcelona. Die Tuberkulose-Inzidenz in der Allgemeinbevölkerung wurde mit 18,6/100.000 Einwohner angegeben. In der Studie wurden nur die Mitarbeiter ohne einen vorherigen THT jeweils mit dem QFT und dem T-Spot getestet. Dabei ergaben sich Prävalenzraten von 17,3% (QFT) und von 23% (T-SPOT.TB) (Casa et al. 2009). In zwei Untersuchungen aus Portugal ergaben sich positive QFT-Ergebnisse bei 32,6% und bei 25,9% der Probanden (Torres Costa et al. 2009, Torres Costa et al. 2010). Diese Raten liegen deutlich über denen, die bei Beschäftigten im Gesundheitswesen in Deutschland festgestellt wurden, und spiegeln damit gut die höheren Inzidenzraten in diesen Ländern wider.

Risikofaktoren für einen positiven QFT

Eine Fragestellung in dieser Arbeit war die nach möglichen Risikofaktoren für einen positiven QFT. Der erweiterte Datensatz in dieser Studie bestätigte die Ergebnisse aus anderen Studien und früheren Analysen, dass sowohl Alter als auch Migrationshintergrund Risikofaktoren für eine LTBI darstellen (Schablon et al. 2010a, Harada et al. 2006, Nienhaus et al. 2008b, Nienhaus et al. 2007b, Alvarez-Leon et al. 2009). Der starke Anstieg der LTBI-Prävalenz mit dem Alter kann bei den Beschäftigten im Gesundheitswesen entweder durch einen Kohorteneffekt oder durch die mit dem Alter assoziierte längere Beschäftigungsdauer im Gesundheitswesen verursacht sein. Am Anfang des Jahrhunderts und in den Nachkriegsjahren war die Tuberkulose in Deutschland noch weitverbreitet und stellte ein ernstes Gesundheitsproblem für die Bevölkerung dar (siehe Kapitel 1). Mit dem Rückgang der Tuberkulose in der Allgemeinbevölkerung sank das Risiko eines Kontakts zu einem infektiösen Menschen. Jüngere Geburtskohorten haben also ein geringeres Risiko für eine außerberufliche Infektion als ältere Geburtskohorten. Gleichzeitig dürfte auch das Risiko einer beruflich bedingten Infektion mit dem Rückgang der Anzahl der Tuberkulose-Patienten geringer geworden sein. Die hier präsentierten Daten erlauben aber keine Unterscheidung zwischen dem Kohorteneffekt und dem beruflichen Risiko für eine LTBI, da alle Untersuchten im Gesundheitswesen tätig sind und Kontakt zu Tuberkulose-Patienten hatten.

Beruf als Risikofaktor

Auch in der Studienpopulation mit 2.893 Beschäftigten wurden keine statistisch signifikanten Assoziationen zwischen einem positiven QFT und verschiedenen Berufsgruppen oder Arbeitsbereichen gefunden. Ein möglicher Grund könnte sein, dass sowohl Ärzte als auch Pflegepersonal in Rahmen ihrer beruflichen Weiterbildung häufiger den Arbeitsbereich (Stationen) oder den Arbeitgeber wechseln und somit in ihrem Berufsleben unterschiedlichen Risiken ausgesetzt sind. Angaben zu den einzelnen Einsatzzeiten in verschiedenen Risikobereichen konnten nicht erhoben werden. Auch ist das Querschnittsstudiendesign nicht gut geeignet, um mögliche Risikofaktoren zu analysieren. Auffallend war der hohe Anteil der positiven QFT-Testergebnisse bei den Mitarbeitern im Verwaltungsbereich oder bei Mitarbeitern ohne direkten oder regelmäßigen Patientenkontakt. Es wurden mögliche Risikofaktoren wie Alter, Migrationshintergrund und Grund der Untersuchung (Angebotsuntersuchung nach Kontakt) analysiert. Es zeigten sich keine positiven Assoziationen für die genannten Risikofaktoren, die die erhöhten Prävalenzraten erklären könnten. Es sollte berücksichtigt werden, dass diese Daten aus arbeitsmedizinischen Routineuntersuchungen bei exponierten Beschäftigten im Gesundheitsdienst stammen, sodass unter Umständen auch in der Gruppe der Mitarbeiter ohne direkten Patientenkontakt nicht alle automatisch zu der Gruppe der nicht Exponierten gehören.

Zu ähnlichen Ergebnissen kamen Casas et al. (2009). Sie stellten höhere Prävalenzraten bei Mitarbeitern ohne Patientenkontakt fest. Dies ließ sich damit erklären, dass die Mitarbeiter ohne direkten Patientenkontakt deutlich älter waren als diejenigen in der Gruppe mit direktem Patientenkontakt (50,4 im Vergleich zu 42,6 Jahren) (p=0,001) (Casas et al. 2009). Torres Costa et al. untersuchten in ihrer Studie portugiesische Beschäftigte im Gesundheitswesen. Auch hier zeigte sich, dass weder bei der Gefährdungsbeurteilung (Arbeitsplatz) noch beim Beruf eine Assoziation zwischen positivem IGRA oder THT bestand (Torres Costa et al. 2009).

Die Inzidenz der aktiven Tuberkulose in der Allgemeinbevölkerung steigt mit dem Alter (Brodhun et al. 2011). Nienhaus et al. untersuchten in ihrer Studie, ob sich daraus ein erhöhtes Tuberkulose-Infektionsrisiko für die in der Altenpflege/Geriatrie beschäftigten Berufsgruppen ergibt. Die Prävalenzrate bei den Beschäftigten in der Geriatrie lag mit 19% deutlich über dem Wert für die Beschäftigten in anderen Bereichen im Gesundheitsdienst (10,5%) (Nienhaus et al. 2007b).

Betrachtete man allerdings die Ergebnisse aus drei molekularbiologischen Studien, so zeigte sich eine erhöhte berufsbezogene Exposition gegenüber Tuberkulose-Erkrankten bei Beschäftigten im Gesundheitswesen. Die deutsche Fingerprintstudie ergab, dass das Risiko für eine aktive Tuberkuloseerkrankung bei Beschäftigten im Gesundheitswesen nicht höher war als das der Allgemeinbevölkerung, aber wenn es zu einer TB-Erkrankung bei den Beschäftigten kam, war diese zumeist beruflich bedingt. In acht von zehn Fällen (80%) konnte durch das Fingerprinting und das anschließende Interview eine berufliche Übertragung der Tuberkulose nachgewiesen werden (Diel et al. 2005). Auch in einer amerikanischen Fingerprintstudie stellte sich eine epidemiologische Evidenz für eine berufsbedingte TB-Übertragung bei den Beschäftigten im Gesundheitswesen in 32% der Fälle heraus (Ong et al. 2006). Eine weitere molekularbiologische Studie aus den Niederlanden untersuchte, welche Tuberkulosefälle bei Beschäftigten im Gesundheitswesen beruflich bedingt waren. Von insgesamt 101 Tuberkulosefällen konnte in 67 Fällen der Übertragungsweg durch das Fingerprinting und ein anschließendes Interview nachgewiesen werden. Bei 42% der Tuberkuloseerkrankungen lag eine berufliche Übertragung vor. In der Mehrheit der Fälle war das Infektionsrisiko zuvor nicht bekannt und es wurden auch keine Präventionsmaßnahmen eingeleitet. Dies betraf vor allem ältere Patienten oder Heimbewohner (de Vries et al. 2006).

Mittlerweile gibt es einige Studien zur Inzidenz der LTBI bei Beschäftigten im Gesundheitswesen, die nicht die Limitationen eines Querschnittsstudiendesigns aufweisen und somit den zeitlichen Aspekt für Veränderungen berücksichtigen konnten. In diesen Studien wurden sowohl einzelne Berufsgruppen als auch einzelne Arbeitsbereiche mit einem erhöhten Risiko für eine LTBI identifiziert. Auf diese Studien wird im Diskussionsteil zur Einordnung der Ergebnisse aus den Doppeluntersuchungen ausführlich eingegangen.

Reduzierung von Röntgenkontrollen zum Ausschluss einer aktiven TB

In Deutschland wurden alle Beschäftigten, die im Rahmen einer Angebotsuntersuchung nach TB-Kontakt oder im Rahmen der routinemäßigen Vorsorgeuntersuchung von Risikogruppen nach der ArbMedVV einen positiven THT aufwiesen, zu einer Röntgenthorax-Kontrolluntersuchung geschickt, um eine aktive, behandlungsbedürftige Tuberkulose auszuschließen. Durch die Einführung der IGRAs in die arbeitsmedizinischen Vorsorgeuntersuchungen werden jetzt nur noch die Beschäftigten mit einem positiven IGRA geröntgt. Dadurch kam es zu einer deutlichen Reduktion der Röntgen-Kontrolluntersuchungen bei einem positiven Testergebnis von 24% beim THT auf 9% beim QFT.

Dass es durch die Einführung der IGRAs in der arbeitsmedizinischen Vorsorge zur Einsparung von Röntgenuntersuchungen kommt, belegen auch die Daten aus dem Universitätsklinikum Tübingen. Die dortigen Röntgenuntersuchungen im Rahmen der arbeitsmedizinischen Vorsorgeuntersuchung nach G42 erfolgten entweder nach Kontakt, einmal jährlich oder alle drei Jahre. Geröntgt wurden alle Mitarbeiter mit einem positiven THT. Seit Einführung des IGRA wurden nur noch die Personen geröntgt, die einen positiven QFT aufwiesen. Dieses Vorgehen reduzierte die Anzahl der Röntgenuntersuchungen am Universitätsklinikum Tübingen deutlich. Von 70 Mitarbeitern waren 53 Mitarbeiter im THT positiv getestet worden. Mit dem QFT gab es nur bei zwei Mitarbeitern ein positives Testergebnis, sechs QFT-Tests ließen sich nicht auswerten. Es mussten in der Folge insgesamt nur acht Personen geröntgt werden. Bei 45 von 53 Personen entfiel das Röntgen (Korn et al. 2009, S. 247ff).

Im Rahmen dieser Querschnittsuntersuchung zeigte sich, dass der QFT eine wesentlich höhere Spezifität aufwies als der THT. Damit reduziert sich auch die Anzahl der präventiven Chemotherapien zur Vermeidung einer Progression von einer LTBI zu einer aktiven Tuberkulose in den ersten zwei Jahren nach einer Infektion. In der Prävalenzstudie gab es einen Hinweis auf ein sehr geringes Infektionsrisiko für Berufseinsteiger im Gesundheitsbereich. Nur zwei der Berufseinsteiger wiesen einen positiven QFT auf. Um diese Ergebnisse verifizieren zu können, wurde die prospektive Studie bei den Berufsanfängern im Rahmen der Dissertation durchgeführt. Die Fragen zur Neuerkrankungsrate, der Variabilität des QFT und nach Arbeitsbereichen mit einem erhöhten Risiko werden im Anschluss diskutiert.

5.2   Konversions- und Reversionsraten bei Beschäftigten im Gesundheitsdienst und Diskussion der Grenzwerte für Konversionen und Reversionen beim seriellen Testen

Trotz wachsender Erfahrung mit dem IGRA liegen bislang nur wenige Daten zum seriellen Testen vor und es ist noch unklar, wie man die Testergebnisse interpretieren soll. Mit insgesamt 426 Doppeluntersuchungen mit vollständigen IFN-Konzentrationsangaben ist die vorliegende Arbeit eine der größten Studienpopulationen, die zum seriellen Testen bei Beschäftigten im Gesundheitswesen in Niedrig-Inzidenzländern vorliegen. Die neuste Auswertung der TB-Netzwerkdaten bestätigte im Großen und Ganzen die Ergebnisse aus früheren Auswertungen (Schablon et al. 2010b) und anderen Studien (Torres et al. 2010, 2011b, Ringshausen et al. 2010, Chee et al. 2009a), die feststellten, dass die Neuerkrankungsrate bei den Beschäftigten insgesamt gering ist und dass es bei einer einfachen dichotomen Definition von negativ zu positiv und umgekehrt häufig zu spontanen Konversionen und Reversionen kommt, wenn die IFN-gamma-Konzentration nahe dem vom Hersteller angegebenen Grenzwerts von 0,35 IU/ml lag. Daher scheint die Annahme eines Graubereichs um den Grenzwert herum sinnvoll, um eine natürliche Variation der IFN-gamma-Konzentration von einer tatsächlichen Konversion oder Reversion unterscheiden und eine sinnvolle Empfehlung für eine Chemoprävention geben zu können.

Interpretation der QFT-Konversionen

Die höchste Konversionsrate von 4,4% in dieser Arbeit fand sich für die einfache dichotome Definition mit einer Überschreitung des Grenzwertes von 0,35 IU/ml, die niedrigste von 0,6 % bei Annahme des Grauzonenbereichs von <0,20 IU/ml zu >0,70 IU/ml. Bei weniger stringenten Definitionen lagen damit die Raten von 4,4%

und 2,2% in dieser Studie über derjenigen, die in einer japanischen Studie festgestellt wurde. Dort betrug die Konversionsrate 1,8% (Yoshiyama et al. 2009). In der Studie von Ringshausen und Kollegen wurden 182 Mitarbeiter innerhalb eines Zeitraums von durchschnittlich 18 Wochen wiederholt mit dem QFT getestet. Eine Konversion wurde bei 1,9% der Mitarbeiter beobachtet (Ringshausen et al. 2010). Studien aus Ländern mit mittlerer TB-Inzidenz kommen zu höheren Werten: So stellten Chee und Kollegen bei den Beschäftigten im Gesundheitswesen, die nur bei einem zuvor negativen QFT zum zweiten Mal getestet wurden, eine Konversionsrate von 4,9% fest (Chee et al. 2009a). In Portugal lag die Konversionsrate bei den Beschäftigten im Universitätsklinikum Porto bei 11%, wenn die einfache dichotome Definition von negativ zu positiv angenommen wurde. Torres Costa und Kollegen (2011) testeten verschiedene Definitionen. Sie stellten fest, dass die Konversionsraten von den jeweiligen IFN-gamma-Konzentrationen abhängig waren. Lag der erste QFT-Test in der IFN-gamma-Konzentration unter 0,1 IU/ml, so kam es nur bei 4,8% der Probanden zu einer späteren Konversion. Allerdings erhöhten sich die Konversionen auf 48,9%, wenn die IFN-gamma-Konzentration im ersten Test zwischen 0,2 und <0,35 IU/ml gelegen hatte (Torres Costa et al. 2011b). Eine Konversionsrate von 14,4% ermittelten Lee et al. in ihrer Studie zur jährlichen Neuerkrankungsrate bei neu eingestellten Krankenschwestern in einer Universitätsklinik in Südkorea. Alle 196 Neueingestellten wurden zu Beginn ihrer Tätigkeit und nach Ablauf eines Jahres mit dem QFT und dem THT getestet. Bei 3% (n=5) der Krankenschwestern fand sich eine Konversion in beiden Tests, bei 18,9% ergaben sich Konversionen beim THT (n=16) oder beim QFT (n=21) (Lee et al. 2009). In einem Krankenhaus in Taiwan wurden 39 Beschäftigte, die Kontakt zu einem TB-Indexfall gehabt hatten, zweimal untersucht. Mit dem QFT wurde eine Konversionsrate von 12,5% (4/32) festgestellt (Shin-Jung Lee et al. 2007). In Hoch-Inzidenzländern wie Indien lagen die Konversionsraten bei 11,6% und 24% (Pai et al. 2006b, Pai et al. 2009).

Ein wichtiger Gesichtspunkt für die Effektivität von Vorsorgeuntersuchungen ist ein hoher positiver prädiktiver Wert des Tests. Inwieweit der QFT in der Lage ist, Aussagen zum Progressionsrisiko nach einem positiven Testergebnis zu machen und inwieweit er sich somit als prognostischer Test für eine mögliche spätere TB-Erkrankung verwenden lässt, sind wichtige Fragen für die erfolgreiche Tuberkulose-Prävention in Ländern mit niedriger TB-Inzidenz. Einige Studien zum Vorhersagewert des QFT in Ländern mit niedriger Tuberkulose-Inzidenz zeigten erste vielversprechende Ergebnisse (Diel et al. 2008, 2011b). Bislang gibt es aber noch keine Studie, die den Zusammenhang zwischen den Veränderungen der QFT-Ergebnisse und der Vorhersage einer möglichen TB-Erkrankung untersucht hat.

Pai (2010) beschreibt in seinem Artikel die Problematik, dass die bisherigen Tests (IGRA und THT) die unterschiedlichen Stadien der LTBI nicht erklären können und somit auch nicht in der Lage sind, verschiedene Risikogruppen mit einem hohen Progressionsrisikos zu identifizieren. Gerade beim seriellen Testen ergaben die bisherigen Studien, dass die IGRA–Ergebnisse sehr dynamisch waren. Pai glaubt, dass die IGRAs unterschiedliche Phänotypen (transiente Infektion, Dorment State siehe Seite 12) der LTBI aufdecken können. Einige Testergebnisse konvertieren von negativ zu positiv und werden dann wieder negativ. Andere hingegen konvertieren und bleiben über einen kurzen oder auch langen Zeitraum positiv. Es gibt bislang keine Daten darüber, warum sich die Tests verändern und wie die Progressionsraten bei den beobachteten Reversionen oder Konversionen aussehen. Es scheint aber eher unwahrscheinlich zu sein, dass alle dieselben Progressionsraten aufweisen. Pai kommt zu dem Schluss, dass diejenigen mit konstant negativen Ergebnissen eine geringere Progressionswahrscheinlichkeit haben als diejenigen, die konvertiert sind oder bei denen der Test über einen längeren Zeitraum positiv bleibt. Um diese Annahmen verifizieren zu können, werden wesentlich mehr Daten zum seriellen Testen benötigt (Pai 2010).

Studien zum positiven prognostischen Wert der IGRAs gibt es bislang nur wenige. Zum Progressionsrisiko bei Beschäftigten im Gesundheitswesen liegt bislang eine Studie vor. In der Studie von Torres Costa et al. wurden 2.889 Beschäftigte im Rahmen von arbeitsmedizinischen Untersuchungen mit dem IGRA und THT auf eine LTBI untersucht. Positive THT- und IGRA-Testergebnisse hatten 29,5% der Beschäftigten. Ein positives THT-, aber negatives IGRA-Ergebnis hatten 43,4% der Beschäftigten. Bei zwölf Probanden wurde eine aktive TB diagnostiziert. Die Progressionsrate bei den Beschäftigten mit einem positiven IGRA-Ergebnis fiel höher aus als bei denjenigen mit einem positiven THT-Ergebnis (0,4 versus 0,2%, p-Wert=0,06) (Torres Costa et al. 2011a). In einer prospektiven Studie zum positiven prädiktiven Wert des QFT bei engen Kontaktpersonen, die im Rahmen einer Umgebungsuntersuchung in Hamburg getestet wurden, wurde eine Progressionsrate von 14,6% unter den QFT-Positiven, die eine präventive Chemotherapie abgelehnt hatten, festgestellt. Alle Betroffenen wiesen IFN-gamma-Konzentrationen von über 10 IU/ml auf (Diel et al. 2008). In dem kürzlich veröffentlichten Update wurden 1.033 Kontaktpersonen über einen längeren Zeitraum beobachtet. Von den 1.033 Personen waren zu Beginn der Untersuchung 209 (20,8%) im QFT positiv. Insgesamt 51 Kontaktpersonen ließen eine Chemoprävention durchführen. Über den Beobachtungszeitraum von durchschnittlich 3,5 Personenjahren erkrankten 19/158 unbehandelte Kontaktpersonen an einer aktiven Tuberkulose. Dies entsprach einer Progressionsrate von 12% (Diel et al. 2011b). Nun erkrankten auch Kontaktpersonen, die IFN-gamma-Konzentrationen hatten, die deutlich unter 10 IU/ml lagen. Die Hypothese, dass hohe Konzentrationen im IGRA mit einem erhöhten Progressionsrisiko einhergehen, wird durch die zweite Publikation nicht unterstützt.

Interpretation von Reversionen

Wie in anderen Studien über Beschäftigte im Gesundheitswesen (Schablon et al. 2010b, Ringshausen et al. 2010, Yoshiyama et al. 2009) wurde auch in der vorliegenden Untersuchung ein wesentlich höherer Anteil von Reversionen (43,3%) im Vergleich zu Konversionen (4,4%) festgestellt. Dies galt sowohl bei der dichotomen Definition von positiv zu negativ als auch bei der strengsten Definition mit einer Unterschreitung des Grenzwertes von 0,35 IU/ml und einer Veränderung von ≥0,7 IU/ml (18,7% und 1,7%). Auch Ringshausen et al. ermittelten einen Reversionsanteil von 33,3% und einen Konversionsanteil von 1,9% (Ringshausen et al. 2010). Eine deutlich höhere Reversionsrate wurde auch in einer japanischen Studie festgestellt. Hier betrug der Anteil der Reversionen 41%, die Konversionen lagen bei 1,8% (Yoshiyama et al. 2009).

In den USA wurden 6.530 Beschäftigte mit dem QFT untersucht, 287 waren im QFT positiv. Bei 123 Beschäftigten waren vorherige THT-Tests positiv ausgefallen und es wurde deshalb daraus geschlossen, dass die verbleibenden 164 Mitarbeiter frische Infektionen hatten. Von diesen wurden 135 Personen nach vier Wochen erneut getestet. Dabei kam es bei 66 (48,9%) Mitarbeitern zu einer Reversion. Die durchschnittliche IFN-gamma-Konzentration bei einer Reversion lag bei 0,69 IU/ml (95% KI 0,56-0,82). Die durchschnittliche IFN-gamma-Konzentration derjenigen mit konstant positiven Ergebnissen lag mit 1,28 IU/ml (95% KI 0,88-1,67) deutlich darüber (Gandra et al. 2010).

In einer portugiesischen Studie wurde ebenfalls eine höhere Reversions- (22%) als Konversionsrate (11%) ermittelt (Torres Costa et al. 2010). In der früheren Auswertung der Daten aus dem TB-Netzwerk zum seriellen Testen gab es nur wenige spontane Reversionen (n=3), wenn die Ausgangskonzentration bei >1 IU/ml gelegen hatte. Bei einer Ausgangskonzentration von >3 IU/ml fand sich keine Reversion mehr (Schablon et al. 2010b). Auch in der vorliegenden Auswertung gab es deutlich mehr Reversionen (64,7%), wenn die Ausgangskonzentration knapp über dem Grenzwert von 0,35-0,5 IU/ml gelegen hatte. Im Unterschied zu der ersten Auswertung kam es jetzt zu mehr Reversionen, wenn die Ausgangskonzentration zwischen 1-3 IU/ml gelegen hatte (25% zu 41,2%). Bei einer Ausgangskonzentration von >3 IU/ml kam es zu keiner spontanen Reversion. Alle Studien zum seriellen Testen ermittelten einen hohen Anteil von spontanen Reversionen. Studien, die die Konzentration des spezifischen IFN-gamma im ersten Test berücksichtigten, stellten eine Abhängigkeit der Reversionsraten von der Konzentration im ersten Test fest.

Um zu klären, ob sich der IGRA zum seriellen Testen von Risikogruppen eignet und wie man die Ergebnisse, vor allem im Hinblick auf eine mögliche präventive Behandlung, interpretieren sollte, werden evidenzbasierte Aussagen zur Reproduzierbarkeit der T-Zellen-vermittelten Immunantwort über einen längeren Zeitraum benötigt. Es muss geklärt werden, welche Grenzwerte genutzt werden sollten, um tatsächliche Reversionen und Konversionen zu erkennen (Pai, O'Brien 2007, Pai et al. 2010).

In einer Studie aus Gambia mit Kontaktpersonen aus dem häuslichen Umfeld fanden sich hohe Reversionsraten innerhalb von drei Monaten (Hill et al. 2007b). In einer holländischen Studie mit Kontaktpersonen aus einem Supermarkt wurde nach einem Jahr bei 82% eine Reversion im T-Spot beobachtet, aber nur eine Reversion beim QFT (Franken et al. 2007). Detjen et al. untersuchten die kurzzeitliche Reproduzierbarkeit der IGRAs innerhalb eines Zeitraums von drei Tagen. Dabei wurden 63% Probanden mit mindestens einem positiven Testergebnis beobachtet und sechs Probanden wiesen innerhalb von drei Tagen unterschiedliche Ergebnisse auf, sodass die Autoren daraus schlossen, dass die QFT-Ergebnisse robust waren und der QFT somit eine hohe Reproduzierbarkeit aufweist (Detjen et al. 2007). Auch in der Studie von Ringhausen und Kollegen wies der IGRA eine sehr hohe Reliabilität und Reproduzierbarkeit auf (Ringshausen et al. 2011).

Eine wichtige Forschungsfrage ist, warum es zu spontanen Reversionen kommt. Pai vermutet, dass einige Reversionen aufgrund des vollständigen Abtötens des Mycobacteriums durch die Immunabwehr erfolgt sind, andere aufgrund der natürlichen biologischen Variabilität bei positiven Testergebnissen und bei einigen auch aufgrund von Unterschieden in der Labordiagnostik (Pai, O'Brien 2007).

Hill und Kollegen (2007a) nehmen an, dass die Immunantwort beim IGRA von Natur aus kurzlebig ist und wahrscheinlich eine anhaltende TB-Antigen-Exposition benötigt. Übereinstimmend mit Nardell et al. (2006) vermuteten sie, dass die Reversionen den natürlichen Lebenszyklus des M. tuberculosis widerspiegeln, in dem das Mycobakterium in einen sogenannten Schlaf oder Ruhezustand (Dorment State) verfällt. In diesem Zustand kommt es zu keiner Zellteilung, sodass von der körpereigenen Immunabwehr keine speziellen Antigene wie ESAT-6 und CFP-10 sezerniert werden und somit auch der QFT negativ reagiert. Es bleibt aber weiterhin unklar, ob es bei einer Reversion zu einer endgültigen Elimination des Mycobakteriums im Körper gekommen ist oder ob sich das Bakterium nur im Dorment State befindet und bei einer geschwächten Immunsituation jederzeit wieder aktiv werden kann (Nardell et al. 2006). Somit wären die Reversionen nach Ansicht von Hill und Kollegen in der Klinik mit Vorsicht zu interpretieren (Hill et al. 2007a).

Die Langzeitdaten aus dem TB-Netzwerk zeigen, dass es bei den Beschäftigten im Gesundheitswesen weder bei einem positiven IGRA noch bei einer Reversion zu einer TB-Erkrankung im Beobachtungszeitraum von vier Jahren gekommen ist (siehe auch Kap. 4.1).

Annahme eines Graubereichs

Trotz wachsender Evidenz zum Einsatz der IGRAs haben sich bisher nur wenige Studien mit der Reproduzierbarkeit der IGRAs über einen längeren Zeitraum unter Berücksichtigung der Variabilität der persönlichen Immunantwort beschäftigt. Auch wurde in nur wenigen Studien der mögliche Graubereich bei Verwendung der IGRAs im Rahmen wiederholter Routinevorsorgeuntersuchungen von Risiko-gruppen untersucht (Pai et al. 2009, van Zylt et al. 2009, Perry et al. 2008, Detjen et al. 2009, Veerapathran et al. 2008, Schablon et al. 2010b, Torres Costa et al. 2011b, Ringshausen et al. 2011). Die Annahme eines Graubereichs von <0,20 IU/ml bis >0,70 IU/ml in dieser Arbeit ergab eine Konversionsrate von 0,6% und eine Reversionsrate von 19,4%. Auch in den Ergebnissen von Schablon et al. 2010 und in der Studie aus Portugal zeigten sich in diesem Bereich die geringsten Konversions- und Reversionsraten, ohne aber eine aktive Tuberkulose zu übersehen (Torres

Costa et al. 2010). Trotzdem sollte unabhängig von der jeweiligen Definition oder der Annahme eines Graubereichs beachtet werden, dass auch ein Ergebnis nahe dem Grenzwert eine aktive Tuberkulose nicht ausschließen kann. Die Ergebnisse sollten daher immer mit Vorsicht interpretiert werden (van Zylt et al. 2009). Es zeigte sich zwar, dass spontane, vermutlich klinisch nicht relevante Veränderungen bei der Annahme eines Graubereichs um den Grenzwert selten vorkommen, aber eine LTBI oder auch eine aktive, behandlungsbedürftige Tuberkulose können nicht ausgeschlossen werden. Der Graubereich kann lediglich hilfreich sein bei der Entscheidung, ob eine präventive Chemotherapie durchgeführt werden soll. Zur Abklärung, ob zum Zeitpunkt des (ersten) Tests evtl. eine aktive Tuberkulose vorliegt, ist der Graubereich nicht hilfreich (van Zylt et al. 2009).

Trotz der zunehmenden Erkenntnisse über die neuen Testverfahren bleiben nach wie vor wesentliche Kernfragen zur LTBI und zur Reaktivierung des M. tuberculosis unbeantwortet. Beide Testverfahren (THT und IGRA) zur Diagnose einer LTBI messen nicht die TB-Infektion bzw. die Anwesenheit von lebenden Mycobakterien im Körper, sondern nur die körpereigene T-Zell-vermittelte Immunantwort auf die präsentierten Antigene. Das bedeutet, dass bei einem positiven Testergebnis nur die spezifische T-Zell-vermittelte Immunantwort gemessen wurde, die zuvor mit dem M. tuberculosis stimuliert worden ist, nicht aber die tatsächliche Präsens von lebenden Mycobakterien im Körper (Mack et al. 2009, Lange, Rieder 2011). Damit ist auch der Anteil der tatsächlich infizierten Personen selbst bei den Konversionen unbekannt. Auch weiß man bis heute nicht, wie lange die Immunantwort auf die präsentierten Antigene positiv ausfällt, auch wenn sich kein lebendes Mycobakterium mehr im Körper befindet. Aus diesem Grund sollte entsprechend der kürzlich publizierten TBNET Consensus Statements und aufgrund der Daten zu den Testverfahren nicht von einer latenten Tuberkuloseinfektion, sondern von einer dauerhaften Immunantwort auf das M. tuberculosis gesprochen werden, mit der nicht zwangsläufig eine latente Tuberkuloseinfektion mit lebenden Mycobakterien mit dem Risiko für die Entwicklung einer aktiven Tuberkulose einhergeht (Mack et al. 2010).

Risikofaktor Beruf

Trotz der noch nicht abschließend geklärten Frage, wie eine Konversion am besten zu definieren ist, können Risikofaktoren für eine Konversion analysiert werden. Mögliche Fehlklassifikationen einer Konversion führen nicht zu einem systematischen Fehler, sondern lediglich zur Abschwächung eines evtl. vorhandenen Effekts. Bei der Frage zu möglichen Risikofaktoren für eine Konversion war aus den Daten ersichtlich, dass Konversionen insgesamt selten vorkamen. Wenn eine Konversion (n=16) beobachtet wurde, betraf dies in der Regel Krankenpflegepersonal (8/16) und Ärzte (2/16). Nur in zwei Fällen waren Berufe ohne direkten Patientenkontakt betroffen.

Risikofaktor Arbeitsbereich

Die Arbeitsbereiche wurden entsprechend der Richtlinien des CDC (2005) in Bereiche mit hohem, mittlerem und niedrigem TB-Infektionsrisiko eingeteilt. Der Anteil der Konversionen in Bereichen mit erhöhtem Infektionsrisiko lag bei 5,8%, gefolgt von den Bereichen mit mittlerem Risiko (4,1%). Arbeiteten die Mitarbeiter in Bereichen mit niedrigem Infektionsrisiko, lag der Anteil der Konversionen bei 1,4%. Die Angaben waren jedoch nicht statistisch signifikant, was an dem geringen Stichprobenumfang gelegen haben könnte. Warum der Anteil der konstant positiven QFT gerade bei den Beschäftigten mit geringem Infektionsrisiko am höchsten liegt, konnte nicht geklärt werden. In Übereinstimmung mit den deutschen Daten konnte auch die portugiesische Studie keine statistisch signifikanten Ergebnisse für berufliche Risikofaktoren nachweisen. Es gab weder positive Assoziationen zwischen der Arbeit in Bereichen mit einem hohem Infektionsrisiko noch mit dem ausgeübten Beruf (Torres Costa et al. 2010).

Andere Studien kommen zu gegensätzlichen Ergebnissen. In einer japanischen Studie, die berufliche Risikofaktoren für eine LTBI untersuchte, hatten sowohl Beschäftigte in Laboren ein erhöhtes Risiko für eine Konversion (OR 4,3 95% KI 0,4-50) als auch Beschäftigte in Tuberkulose-Stationen. Dort betrug die OR 8,6 mit einem statistisch signifikanten 95% Konfidenzintervall von 1,4-54 (Yoshiyama et al. 2009). In der Untersuchung von Lee et al. wurde eine QFT-Konversion mit einem engen Kontakt zu einem TB-Indexfall assoziiert. Der direkte Patientenkontakt von mehr als einer Stunde zeigte eine signifikante Assoziation mit einer QFT-Konversion von ≥0,70 IU/ml (OR 8,63, 95% KI 1,08-69,07) (Lee et al. 2007). In Italien wurden 115 Beschäftigte im Gesundheitswesen sowohl mit dem THT als auch mit dem IGRA getestet. Insgesamt waren 36,5% im THT positiv, 36,5% im T-Spot und 25,2% im QFT. Es wurde eine positive Assoziation zwischen einem positiven Testergebnis und dem höheren beruflichen Expositionsrisikos beobachtet. Krankenschwestern und Krankenpflegehelfer waren häufiger positiv im QFT als Ärzte (Giradi et al.

2009). Demkow und Kollegen ermittelten ein erhöhtes LTBI-Risiko für Laboranten (50%) und Beschäftigte in Tuberkulose-Stationen (34%) (Demkow et al. 2008).

In der Studie aus Italien wurde eine homogene Gruppe Beschäftigter aus Einrichtungen des Gesundheitswesens untersucht. Die Prävalenzrate der LTBI betrug 6%. Die Arbeit im Labor (OR 4,2 95% KI 1,27-13,6), Tätigkeit in der Dialyse/ Nephrologie (OR 2,52 95% KI 1,36-4,65) und die Arbeit in der Gynäkologie-Station (OR 2,46 95% KI 1,24-4,86) wurden als Risikofaktoren für eine LTBI identifiziert (Franchi et al. 2009). In einer thailändischen Studie wurde sowohl die Tätigkeit im ambulanten als auch im stationären Bereich als Risikofaktor für eine frische TB-Infektion evaluiert (Sawanyawisuth et al. 2009). Allerdings wurde in diesen beiden Studien nur der unspezifischere THT verwendet.

5.3 LTBI- Infektionsrisiko für Berufseinsteiger

Die Prävalenz der LTBI zu Beginn der Ausbildung war mit 2,1% (n=4/194) wie erwartet sehr gering und bestätigte die Ergebnisse aus früheren Analysen zur LTBI-Prävalenz bei jüngeren Beschäftigten im Gesundheitsdienst. Bei den Berufseinsteigern, Praktikanten und Zivildienstleistenden, die im Rahmen des TB-Netzwerkes untersucht worden waren, lag die Prävalenz bei 1,2% (n=2/161).

In der Kohorte des Ausbildungsinstituts befand sich eine Person, in deren Anamnese eine ausgeheilte Tuberkuloseerkrankung bekannt war, dies erklärt die etwas höhere Prävalenzrate von 2,1%. Insgesamt belegten die Daten, dass die jüngeren Beschäftigten ein geringes LTBI-Risiko haben. Erst mit zunehmendem Alter und der damit verbundenen längeren Tätigkeit mit einem höheren Expositionsrisiko gegenüber Mycobakterien steigt die Wahrscheinlichkeit für ein positives QFT-Ergebnis (Nienhaus et al. 2008b, Nienhaus et al. 2007b, Schablon et al. 2010a, Torres Costa et al. 2010). Die Inzidenz der Tuberkulose ist in Deutschland weiterhin rückläufig. Die Altersverteilung der an einer aktiven Tuberkulose Erkrankten war bei deutschen und ausländischen Staatsangehörigen in den vergangenen Jahren aber sehr unterschiedlich. Der Altersmedian der deutschen Bundesbürger fiel mit 57 Jahren signifikant höher aus als bei den erkrankten Bundesbürgern mit ausländischer Staatsangehörigkeit, bei denen der Median bei 37 Jahren (Brodhun et al. 2011) lag. Bei den ausländischen Staatsangehörigen gab es drei Häufigkeitsgipfel in der Altersverteilung: Der erste lag bei Kindern unter fünf Jahren, ein weiterer in der mittleren Altersgruppe zwischen 25-29 Jahren und ein dritter bei den über 69-Jährigen. Bei den deutschen Bundesbürgern verläuft die Kurve hingegen stetig ansteigend bis sie ihren Gipfel mit 8,1 Erkrankten/100.000 in der Altersgruppe der über 69-Jährigen erreicht (Brodhun et al. 2011). Dies zeigt, dass die jüngeren deutschen Bundesbürger sehr viel seltener in Kontakt zu Mycobakterien kommen als die älteren.

Ein weiterer Risikofaktor für ein positives Testergebnis, der durch zahlreiche Studien bestätigt wurde, ist die Geburt im Ausland, vor allem wenn die Probanden aus einem Land mit hoher TB-Inzidenz stammen (Nienhaus et al. 2008b, Schablon et al. 2010a).

Vergleichsstudien zum TB-Screening von Berufseinsteigern im Gesundheitsdienst aus anderen Ländern sind selten. Es gibt nur sehr wenige Studien, die Berufseinsteiger systematisch untersucht haben. Dazu gehört die Untersuchung von Chee und Kollegen, die 270 Medizinstudenten aus Singapur in ihrem letzten Studiensemester mit dem T-SPOT.TB getestet haben. Bei 4,3% der Studenten war das Ergebnis positiv (Chee et al. 2009b). Damit lag die Prävalenz etwas höher als in der vorliegenden Untersuchung. Dies könnte zwei Gründe haben: Zum einem handelt es sich bei Singapur um ein Land mit mittlerer TB-Inzidenz, damit erhöht sich auch das Risiko mit M. tuberculosis in Kontakt zu kommen. Zum anderen wurde der Test am Ende des Studiums durchgeführt. Das heißt, die Probanden waren länger einem TB-Infektionsrisiko ausgesetzt als die Auszubildenden am Ausbildungsinstitut von Vivantes. Eine weitere Einschränkung ist die Vergleichbarkeit der Studienpopulationen. In der Studie aus Singapur wurden nur Medizinstudenten untersucht, in der vorliegenden Studie nur Auszubildende zum Gesundheits- und Krankenpfleger einbezogen. Die beruflichen Tätigkeiten und die damit verbundene Gefährdung unterscheiden sich daher.

Bei bislang nicht publizierten Daten aus einer Untersuchung von Studenten der Human- und Zahnmedizin an der privaten Universitätsklinik Witten/Herdecke wurden im Rahmen des TB-Netzwerks 49 Studenten zu Beginn ihres Studiums mit dem QFT untersucht. Bei zwei Studenten war das Testergebnis positiv. Dies entsprach einer Prävalenz von 4,1%. Beide Studenten hatten vor Beginn ihres Studiums schon in der Pflege gearbeitet. Ein anderer Risikofaktor bestand bei beiden nicht.

In einer Studie aus den Vereinigten Staaten wurden Studenten und Beschäftigte des University of Tennessee Health Science Center in Memphis untersucht.

Retrospektiv wurden alle Studenten und Angestellten, die zwischen Juni 2005 und August 2006 routinemäßig mit dem QFT untersucht worden waren, in die Studie einbezogen. Von den 109 Probanden waren 55 Mitarbeiter des Krankenhauses und 54 Studenten. Insgesamt gab es bei zehn Personen einen positiven QFT, fünf Tests waren nicht auswertbar. Von den zehn Personen mit positivem QFT-Test waren acht Studenten. Damit lag die Prävalenzrate unter den Studenten in dieser Studienpopulation bei 14,8% (8/54) (Vesser et al. 2007).

Neuinfektionsrate

Nach Abschluss des ersten Ausbildungsjahres fiel der QFT bei zwei Auszubildenden positiv aus (eine Konversion und ein konstant positives Testergebnis). Dies entsprach einer erwarteten niedrigen Konversionsrate von 0,6%. In dieser Zeit hatten die Auszubildenden schon eine Reihe von Praxiseinsätzen in unterschiedlichen Abteilungen des Krankenhauses absolviert. Die geringe Konversionsrate lässt vermuten, dass das Infektionsrisiko für die Auszubildenden eher gering ist. Einige Auszubildende waren in Bereichen mit erhöhtem Infektionsrisiko eingesetzt, z. B. der Endoskopie. Im ersten Jahr der Ausbildung beschränken sich die Tätigkeiten in den diagnostischen Abteilungen allerdings meist auf Anreichungen. Anders ist es im pflegerischen Bereich. Hier liegt der Schwerpunkt auf der Grundpflege, bei dem durchaus ein intensiver Kontakt zu einem TB-Patienten entstehen kann. Insgesamt gaben 18% der Auszubildenden an, im ersten Jahr Kontakt zu einem TB-Indexpatienten gehabt zu haben, bei 11,3% handelte es sich um Indexfälle, die sowohl kulturell als auch mikroskopisch positiv getestet worden waren und von denen somit ein hohes Infektionsrisiko ausgeht. Keiner dieser exponierten Auszubildenden hatte ein positives QFT-Ergebnis.

In der Untersuchung über das serielle Testen in der gesamten Studienpopulation aus dem TB-Netzwerk zeigte sich, dass das Durchschnittsalter der Probanden, bei denen es zu Konversionen kam, bei 40 Jahren lag. Von den 16 Konversionen war eine Krankenpflegeschülerin von 27 Jahren betroffen. Auch zwei weitere Beschäftigte im Alter von ebenfalls 27 Jahren wiesen Konversionen auf. Es handelte sich um eine Ärztin und eine Krankenschwester, die beide im Bereich der Inneren Medizin (mittleres Infektionsrisiko) arbeiteten.

Spezifität und negativer prädiktiver Wert des QFT

Trotz der zunehmenden Zahl von Publikationen zum IGRA-Screening sind Spezifitätsstudien sehr rar. Personen, die Kontakt zu infektiösen TB-Fällen gehabt haben, werden im Rahmen von Umgebungsuntersuchungen weltweit auf eine mögliche TB untersucht, um deren Übertragung und Ausbreitung zu verhindern. Personen ohne Kontakt zu TB-Fällen oder TB-Material werden hingegen nicht auf eine mögliche TB hin untersucht. Aus diesem Grund stehen zu wenige Daten von Personen mit einem negativen IGRA ohne Infektionsrisiko zur Verfügung, um Aussagen zur Spezifität machen zu können. Bisher wurden nur sechs Studien über die Spezifität der IGRAs bei Personen ohne Expositionsrisiko zu M. tuberculosis publiziert. Insgesamt stehen damit Daten von 736 Probanden aus Niedrig-Inzidenzländern zur Verfügung. In der Studie von Detjen et al. (2007) wurden 45 Kinder, in der Studie von Pallazo et al. (2008) gesunde Blutspender untersucht, Ruhwald et al. (2008) untersuchten 86 High-School-Studenten und 38 High-School-Lehrer. 168 Soldaten aus den Niederlanden wurden in der Studie von Franken et al. (2007) untersucht. Wang et al. (2010) untersuchten 97 erwachsene Studenten und 11 Kinder. Eine weitere Studie aus den Vereinigten Staaten untersuchte 278 Soldaten, die in den USA geboren waren (Bienek et al. 2010). Die anhand dieser Studien ermittelte Spezifität der IGRAs variierte zwischen 96,9% (95% KI 94,2%-98,6%) für den T-SPOT.TB und bis zu 100% (95% KI 97,6-100%) für den QFT (Tabelle 15).

Die Spezifität des QFT in der vorliegenden Untersuchung bei Auszubildenden am Ausbildungsinstitut von Vivantes betrug 99% und bestätigt damit die Ergebnisse aus den veröffentlichten Studien. Die Auszubildenden wurden bisher über einen Zeitraum von zwei Jahren beobachtet. Nach einem Jahr wurden sie ein zweites Mal mit dem QFT getestet. So konnten falsch-negative Tests überprüft und ausgeschlossen werden. Von den 151 konstant negativen Probanden erkrankte niemand. Somit ergibt sich ein negativer prädiktiver Wert von 100%. Allerdings ist zu bedenken, dass auch bei einem positiven QFT das Progressionsrisiko eher gering ist und somit die Studienpopulation zu klein ist, um den negativen prädiktiven Wert verlässlich zu bestimmen. Von den 152 Auszubildenden, die im ersten Test ein negatives Ergebnis hatten, kam es bei einer Schülerin, die während ihrer Praxiseinsätze in Altenpflegeheimen eingesetzt gewesen war, zu einer Konversion. Allerdings konnte kein bekannter Kontakt zu einer möglichen Infektionsquelle nachgewiesen werden. Die Prävalenz der LTBI bei Pflegekräften in der Geriatrie war in der Untersuchung von Nienhaus et al. 2007b deutlich höher als bei Beschäftigten in anderen Bereichen im Gesundheitswesen, da bei älteren Menschen eine TB oft unerkannt bleibt. So könnte die Konversion in diesem Fall auf einen Kontakt zu einem unbekannten TB-Fall zurückzuführen sein. Wird allerdings ein Graubereich von <0,2->0,70 IU/ml angenommen läge die IFN-gamma-Konzentration mit 0,68 IU/ml in diesem Bereich. Bei einem anderen Probanden wurde eine Reversion beobachtet. Ingesamt gaben 22,7% der Auszubildenden an, im Rahmen ihrer Praxiseinsätze Kontakt zu TB-Patienten gehabt zu haben. Da keiner dieser Personen sich infiziert hat, handelte es sich wahrscheinlich überwiegend um geschützte Kontakte mit einem geringen Infektionsrisiko.

Tabelle 15 Studien zur Spezifität der IGRAs in Niedrig-Inzidenzländern

Studie	Land	Studien-population	Anteil der negativen Ergebnisse	Anzahl falsch-positiver Ergebnisse	Spezifität der IGRA
Detjen et al. 2007	Deutschland	Kinder mit einer nicht tuberkulösen Lymphadenitis oder Infektion der Atemwege	T-SPOT: 39/40 QFT: 40/40	T-SPOT: 1 QFT: 0	T-SPOT: 98% QFT: 100%
Franken et al. 2007	Niederlande	Militärangehörige	QFT: 166/168	QFT: 2	QFT: 98,8%
Palazzo et al. 2008	Italien	gesunde Blutspender als Kontrollgruppe	QFT: 14/14	QFT: 0	QFT: 100%
Ruhwald et al. 2008	Dänemark	86 Studenten, 38 High-School-Lehrer	QFT: 124/124	QFT: 0	QFT: 100%
Wang et al. 2010	USA	97 Universtätsangehörige und 11 Kinder (KH)	T-SPOT („European" cut-off): 105/108	T-SPOT: 3	T-SPOT: 97,2%
Bienek et al. 2010	USA	in den USA geborene Navy-Rekruten	T-SPOT („europäischer" Cut-off): 269/278	T-SPOT: 4	T-SPOT: 96,8%

Synapse

Die Daten des TB-Netzwerks, die im Rahmen des Promotionsvorhabens ausgewertet wurden, geben einen sehr guten Überblick über die Häufigkeit der LTBI und die Neuinfektionsrate bei den Beschäftigten im Gesundheitswesen in Deutschland. Mit fast 3.000 untersuchten Mitarbeitern gehört die vorliegende Prävalenzstudie zu den größten Studien, die in Niedrig-Inzidenzländern durchgeführt wurden. In Deutschland ist das TB-Netzwerk einzigartig. Es liefert eine gute Evidenz zur Beurteilung und Bewertung der arbeitsmedizinischen TB-Vorsorgemaßnahmen und schafft die Grundlage für eine effektive und evidenzbasierte Beratung der Beschäftigten im Gesundheitsdienst zum beruflichen TB-Infektionsrisiko. Die Auswertung bekräftigt die Ergebnisse früherer Studien, dass in Ländern mit niedriger TB-Inzidenz die Häufigkeit einer LTBI bei den Beschäftigten im Gesundheitswesen eher gering ist und vom Alter abhängt. Mit der Einführung der IGRAs bei arbeitsmedizinischen Vorsorgeuntersuchungen von Risikogruppen nach der ArbMedVV wird der Anteil der Röntgenthorax-Untersuchungen zum Ausschluss einer aktiven Tuberkulose deutlich reduziert. Bei Untersuchungen mit dem THT hätten wahrscheinlich 24% der Probanden geröntgt werden müssen, mit dem QFT reduzierte sich der Anteil auf 9%, ohne dass dabei ein Fall von aktiver TB übersehen wurde.

Die Neuerkrankungsrate bei den Beschäftigten ist ebenfalls gering, variiert aber in Abhängigkeit von der zugrunde liegenden Definition (4,4% zu 0,6%). Ein wichtiges Ergebnis ist die hohe Anzahl von spontanen Reversionen innerhalb des Beobachtungszeitraums von durchschnittlich einem Jahr. Auch hier variierte der Anteil in Abhängigkeit von der jeweiligen Definition. Seit Einführung der IGRAs haben sich die Empfehlungen des DZK zu den Umgebungsuntersuchungen geändert (Diel et al. 2007a und 2011c). Bei einem positiven IGRA wird eine präventive Chemotherapie mit Isoniazid über mindestens sechs Monate empfohlen, um das Progressionsrisiko zu einer aktiven Tuberkuloseerkrankung zu verringern. Diese Empfehlung setzt ein spezifisches Testverfahren mit einem hohen positiven prädiktiven Wert voraus, um möglichst alle frischen Infektionen, die ein hohes Progressionsrisiko haben, zu erkennen. Daher scheint die Annahme eines Graubereichs von 0,2-0,70 IU/ml sinnvoll zu sein, um zufällige Fluktuationen von neuen Infektionen zu trennen. Allerdings sollten bei der Annahme eines Graubereichs beim seriellen Testen immer auch die klinisch relevanten Symptome sowie individuelle Risikofaktoren berücksichtigt werden. Eine Tuberkulose kann nicht generell ausgeschlossen werden, auch wenn die Ergebnisse des IGRA nahe dem Grenzwert liegen. Einschränkend lässt sich sagen, dass diese vorsichtige Interpretation der positiven IGRA-Ergebnisse nur für das serielle Testen von gesunden, immunkompetenten Beschäftigten gilt und keinesfalls für ein Screening vor einer möglichen TNF-alpha-Therapie. Personen, die Letzteres betrifft, haben ein weitaus höheres Progressionsrisiko als gesunde Beschäftigte im Gesundheitswesen (Diel et al. 2009 a).

Die Daten lassen es sinnvoll erscheinen, Beschäftigte mit Werten innerhalb dieses Graubereichs vor der Durchführung einer Chemoprävention nochmals mit dem QFT zu testen, um ggf. spontane Reversionen identifizieren zu können. Um in dieser Frage eine evidenzbasierte Empfehlung geben zu können, werden weitere Studien zum positiven prädiktiven Wert hinsichtlich der Testvariabilität des IGRA benötigt.

Bei den Auszubildenden im Gesundheitswesen zeigte sich erwartungsgemäß eine geringe Prävalenz der LTBI zu Beginn der Ausbildung. Damit bestätigten sich die Ergebnisse vorangegangener Studien, in denen die Prävalenz der LTBI in den jüngeren Altersklassen ebenfalls gering war und die Prävalenzraten erst mit zunehmendem Alter deutlich anstiegen (Schablon et al. 2010a, Nienhaus et al. 2008b). Nach Ablauf des ersten Ausbildungsjahres war die Neuerkrankungsrate, die auf ein geringes Infektionsrisiko für die Auszubildenden schließen lässt, ebenfalls gering, obwohl ein nicht unerheblicher Anteil der Auszubildenden während ihrer beruflichen Tätigkeit Kontakt zu TB-Patienten gehabt hatte. Die geringen Prävalenzraten zu Beginn der Ausbildung sprechen nicht dafür, ein routinemäßiges Einstellungsscreening auf eine LTBI oder gar auf eine aktive Tuberkulose durchzuführen. Sinnvoll scheint es allerdings zu sein, zu Beginn der Ausbildung die Personen zu untersuchen, die ein persönliches Infektionsrisiko haben. Dazu gehören Erkrankungen, die mit einer Immunsuppression einhergehen, TB in der Anamnese, Geburt in einem Hoch-Inzidenzland oder längere Auslandsaufenthalte in Ländern mit erhöhter TB-Inzidenz. Alle anderen Berufseinsteiger sollten erst bei einem engen Kontakt zu einem TB-Indexpatienten mit dem IGRA untersucht werden.

Der Nutzen von TB-Vorsorgeuntersuchungen

Vorsorgeuntersuchungen der Beschäftigten im Gesundheitswesen dienen dazu, diese über evtl. Erkrankungen aufzuklären und ihnen frühzeitig eine sinnvolle Behandlung zu ermöglichen. Sie dienen aber auch dazu, das Infektionsrisiko für Kollegen und Patienten zu verringern, das von einem infektiösen Beschäftigten ausgeht. Welchen Beitrag die Vorsorgeuntersuchungen zum Rückgang der Tuberkulose in der Bevölkerung allgemein geleistet haben, ist nicht bekannt. Weder wissen wir, wie viele der nach dem IfSG meldepflichtigen Tuberkulosen von Betriebsärzten entdeckt wurden, noch wissen wir, wie viele der als Berufskrankheit gemeldeten Tuberkulosen von Betriebsärzten entdeckt und gemeldet wurden. Eine Bewertung des Nutzens der TB-Vorsorgeuntersuchungen fällt daher schwer.

Die geringe Prävalenz der LTBI bei Beschäftigten im Gesundheitswesen und das wahrscheinlich sehr niedrige Progressionsrisiko weisen darauf hin, dass es richtig war, die Anzahl der Vorsorgeuntersuchungen auf TB bereits mit der Einführung der Biostoffverordnung im Jahr 2000 deutlich zu reduzieren. In Zukunft wird sicher zu überlegen sein, ob der Kreis der Personen, die untersucht werden, nicht noch weiter eingeschränkt werden kann. Dabei sollten auch die Erfahrungen aus den Umgebungsuntersuchungen nach dem IfSG berücksichtigt werden (Diel et al. 2011c).

Die Progressionsstudien von Diel et al. 2008 und 2011 zeigen, dass gezielte Untersuchungen von engen Kontaktpersonen entsprechend dem IfSG und die Durchführung von präventiver Chemotherapie bei engen Kontaktpersonen mit einem positiven IGRA die Inzidenz der Tuberkulose verringern kann (Diel et al. 2008, Diel et al. 2011b). Es sollte überlegt werden, ob die Indikationen für Vorsorgeuntersuchungen nicht auch auf Personen mit engem, ungeschütztem Kontakt zu einem infektiösen Patienten oder zu infektiösen Materialien begrenzt werden sollte.

6 Einordnung der Ergebnisse für die arbeitsmedizinische Vorsorgeuntersuchung auf Tuberkulose in Deutschland

6.1 Durchführung von Umgebungsuntersuchungen bzw. Angebotsuntersuchungen

Ziel und Inhalt der arbeitsmedizinischen Vorsorgeuntersuchungen bei den Beschäftigten im Gesundheitswesen haben sich in den vergangenen Jahren aufgrund der epidemiologischen TB-Situation stark verändert. Mit der günstigeren Inzidenzlage in Deutschland wurde der Kreis der zu untersuchenden Personen neu definiert und es fand ein Paradigmenwechsel hin zu anlassbezogenen Angebotsuntersuchungen nach einer beruflichen TB-Exposition statt. Die Angebotsuntersuchungen im Rahmen der arbeitsmedizinischen Vorsorge nach einem Kontakt zu einem TB-Indexfall werden nach den Richtlinien des Deutschen Zentralkomitees zur Bekämpfung der Tuberkulose zu den Umgebungsuntersuchungen nach dem Infektionsschutzgesetz durchgeführt. Die Empfehlungen zu den Umgebungsuntersuchungen sind in den vergangenen Jahren aufgrund des Rückgangs der TB-Inzidenz und aufgrund der neuen Testverfahren erstmals im Frühjahr 2007 überarbeitet worden (Diel et al. 2007a). Weitere Änderungen und Anpassungen der Umgebungsuntersuchungen an die derzeitige epidemiologische Lage der Tuberkulose-Inzidenz in Deutschland wurden in den aktuellen Empfehlungen vom Mai 2011 vorgenommen (Diel et al. 2011c).

Durch die Empfehlungen wurde der Kreis der zu Untersuchenden stark eingegrenzt. Es sollen nur noch enge Kontaktpersonen untersucht werden. Als enge Kontakte gelten Intim- und Haushaltskontakte unabhängig von der Dauer der Exposition. Im beruflichen Kontext gelten als intensive Kontakte Tätigkeiten bei der Grundpflege, bei Untersuchungen im Nasen- und Rachenraum, bei der Absaugung, bei Bronchoskopien oder der Atemtherapie unabhängig von der Zeitdauer. Bei nicht als intensiv eingestuften Kontakten sind für die Auswahl als Kontaktperson zum einen die Dauer des Kontakts sowie die Infektionsgefährdung, die vom jeweiligen TB-Indexpatienten ausgeht, entscheidend. Von einem Index-Patienten mit einem mikroskopisch gesicherten positiven Sputumbefund geht die höchste Infektionsgefahr aus. Eine kumulative Expositionsdauer von mindestens acht Stunden während der infektiösen Phase oder ersatzweise während der letzten sechs bis zwölf Wochen vor Diagnosestellung gilt dann als enger Kontakt (Diel et al. 2007a, 2011c). Wenn der Erregernachweis beim Index-Patienten erst in der

Kultur gelingt oder die Diagnose auf molekularbiologischen Methoden beruht, ist von einer geringeren Infektionsgefahr auszugehen. In diesem Fall bedarf es einer kumulativen Expositionsdauer von mindestens 40 Stunden, um als enger Kontakt eingestuft zu werden. Alle Kontaktpersonen, die diese Kriterien nicht erfüllen, sollten nicht untersucht werden. Ihnen sollte lediglich eine Beratung angeboten werden (Diel et al. 2007a, 2011c).

Mit diesem Vorgehen wird die Anzahl der zu untersuchenden Kontaktpersonen stark eingeschränkt. Dies ist sinnvoll, da wegen des Rückgangs der Tuberkulose in der Allgemeinbevölkerung die Präventionsmaßnahmen zielgerichtet eingesetzt werden sollten, um ein günstiges Verhältnis von Aufwand und Ertrag zu erhalten. Im Einzelfall sollten bei engen Kontakten ggf. weitere Überlegungen berücksichtig werden, wie z. B. die Verunsicherung der Beschäftigten, persönliche Ängste oder persönliche Faktoren, die für ein erhöhtes Infektionsrisiko sprechen (z. B. mögliche Erkrankungen mit einhergehender Immunsuppression) (Nienhaus et al. 2009 b, S. 261).

Dass ein solches Vorgehen sinnvoll ist, zeigt eine Studie, in der die Auswahlkriterien für die Definition „enge Kontakte" validiert wurden (Diel et al. 2009b). In der Studie wurden insgesamt 812 Kontaktpersonen im Rahmen von Umgebungsuntersuchungen in Hamburg in Abhängigkeit von der Infektiösität der Indexpersonen und der Art und Dauer des Kontakts untersucht. Dabei zeigte sich, dass die Wahrscheinlichkeit für einen positiven IGRA bei Kontakt zu einem mikroskopisch positiven Index-Patienten doppelt so hoch ist wie bei Sputumnegativen Patienten (OR 2,1 95% KI 1,5-2,9). Ein enger Kontakt zu einem hustenden Index-Patienten erhöhte das Infektionsrisiko um das Vierfache (OR 4,0, 95% KI 2,7-5,8). Kamen mehrere Faktoren zusammen, wie mikroskopisch positiver Index-Patient mit starkem Husten oder eine Kontaktdauer von >40 Stunden, so ergaben sich Odds Ratios von 10 (95% KI 6,2-18,1) und 18,6 (95% KI 6,9-50). Gegen eine Ausweitung des zu untersuchenden Personenkreises sprechen die Daten aus einer US-amerikanischen Studie. In dieser Studie wurden 6.530 Beschäftigte über einen Zeitraum von einem Jahr mit dem QFT untersucht. Bei dem QFT lagen die Konversionen mit 2,5% deutlich über denen, die in den Jahren zuvor mit dem THT festgestellt worden waren (0,1% pro Jahr). Dies Ergebnis war überraschend, da man eher von einer geringeren Rate ausgegangen war. Eine Erklärung für diese Ergebnisse wurde nicht gefunden. Diskutiert wurde ein möglicher Boostereffekt durch das THT-Screening (Gandra et al. 2010). Die Ergebnisse verdeutlichen, dass es sinnvoll ist, auch bei einem spezifischeren Test wie dem IGRA nur Personen zu untersuchen, bei denen ein Infektionsrisiko besteht. Ziel der Vorsorgeuntersuchungen in Niedrig-Inzidenzländern ist es, frische Infektionen zu identifizieren, um diese effektiv behandeln zu können. Untersucht man alle Mitarbeiter, so finden sich auch positive Reaktionen auf alte Infektionen, die keine Präventivbehandlung mehr benötigen. Die vorsorgliche Untersuchung aller Beschäftigten reduziert somit die Effektivität von Vorsorgemaßnahmen.

Eine weitere wichtige Änderung bei den Umgebungsuntersuchungen bzw. den Angebotsuntersuchungen gab es bei der Frage, womit untersucht werden soll. Die alte DZK-Empfehlung (2007) sah vor, dass enge Kontaktpersonen zu TB-Indexfällen zunächst mit dem THT zu untersuchen waren. Wies die Induration 5mm oder mehr auf, sollte zur Bestätigung ein IGRA–Test durchgeführt werden. Fiel auch dieser positiv aus, sollte eine Thorax-Übersichtsaufnahme veranlasst werden. Dies galt auch oder vor allem bei der Indikation zu einer Chemoprävention. In den aktuellen Empfehlungen wird aufgrund der neusten Studien und der weiterhin sinkenden TB-Erkrankungen in Deutschland nur noch der IGRA für alle engen Kontaktpersonen über 15 Jahren empfohlen (Diel et al. 2011c). Für die Beschäftigten im Gesundheitswesen sah die Empfehlung auch schon 2007 den alleinigen Einsatz des IGRA vor (Diel et al. 2007a). Aufgrund der geringen LTBI-Prävalenz bei den Beschäftigten im Gesundheitswesen ist es nicht mehr zeitgemäß, eine Röntgenthoraxaufnahme zu veranlassen, ohne einen vorherigen positiven IGRA-Test. Daraus ergibt sich dann das folgende Ablaufschema (Abbildung 16).

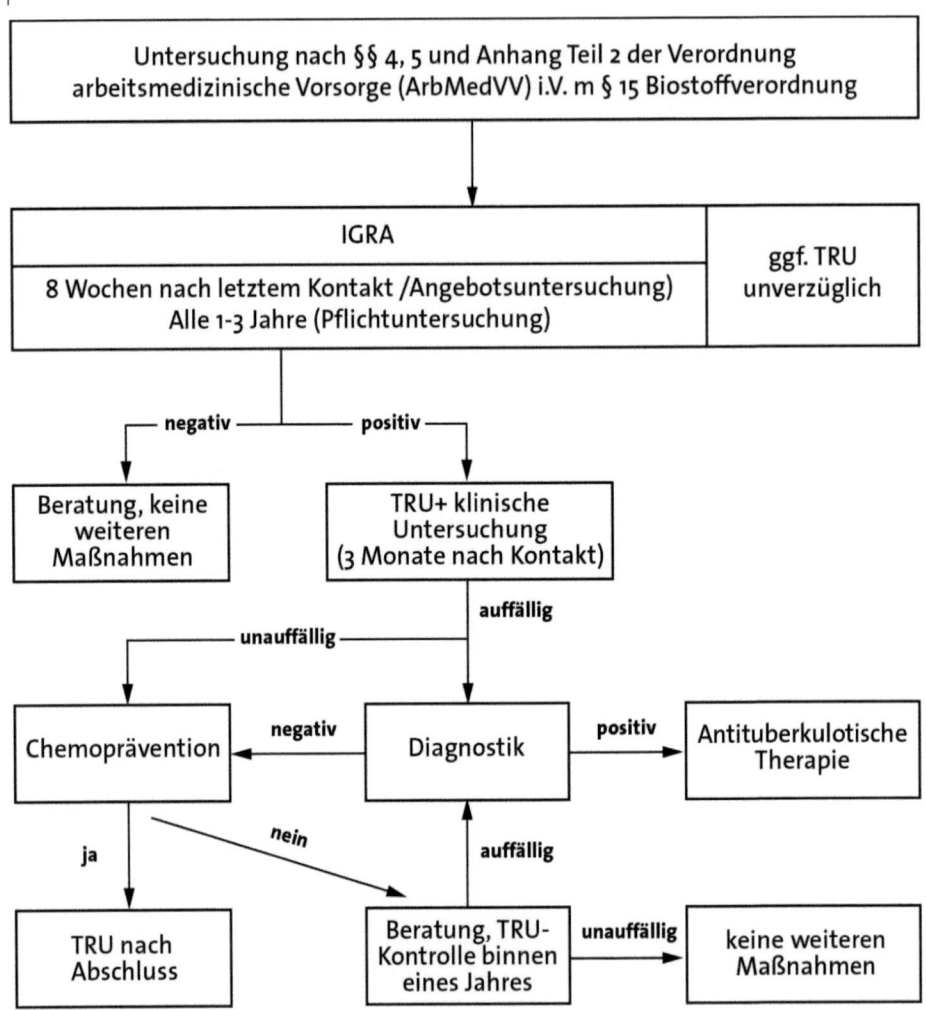

Abbildung 16 Ablaufschema der arbeitsmedizinischen Vorsorgeuntersuchung nach Kontakt zu einem TB-Indexfall, aus TB als Berufskrankheit (nach Nienhaus et al. 2009b, S. 263)

Die Angebotsuntersuchungen sollten frühestens acht Wochen nach dem letzten Kontakt zu einem infektiösen TB-Patienten oder mit infektiösem Material erfolgen. So lange benötigt die zellvermittelte Immunabwehr, um auf eine Tuberkulose-Infektion reagieren zu können. Dieses Zeitintervall gilt sowohl für den THT als auch für den IGRA. Ist der IGRA positiv, so erfolgt drei Monate und neun Monate nach dem Kontakt eine Thoraxaufnahme zum Ausschluss einer aktiven TB. Ist der Befund unauffällig, kann unter bestimmten Voraussetzungen eine Empfehlung zur Durchführung einer präventiven Chemotherapie mit Isoniazid

(INH) bei engen Kontaktpersonen mit einem positiven IGRA in Erwägung gezogen werden. Bei engen Kontaktpersonen zu einem Index-Patienten, bei denen der IGRA positiv ausfiel, sieht die DZK-Empfehlung die Durchführung einer Chemoprävention vor, weil es sich bei dieser Konstellation wahrscheinlich um eine frische Infektion handelt und in diesem Fall von einem höheren Progressionsrisiko ausgegangen wird. In der Studie von Diel et al. zum Progressionsrisiko bei engen Kontaktpersonen für die Entwicklung einer aktiven Tuberkulose in den ersten zwei Jahren wurde bei den Probanden, die keine Chemoprävention durchgeführt hatten, eine Progressionsrate von 15% und in der darauffolgenden Studie von 12% ermittelt (Diel et al. 2008, 2011b). Für Beschäftigte im Gesundheitswesen liegen bislang keine Angaben zum Progressionsrisiko vor. Es ist aber zu erwarten, dass es geringer ist als in der Allgemeinbevölkerung. Von den 2.893 Probanden aus dem TB-Netzwerk ist bislang niemand an einer Tuberkulose erkrankt.

Die DZK-Empfehlung sah bis 2011 bei Personen, die älter als 50 Jahre sind, aufgrund der Nebenwirkungen keine Chemoprävention mehr vor (Diel et al. 2007). Deshalb wurde empfohlen, ältere Personen gleich zu röntgen. In den neuen Empfehlungen wird darauf hingewiesen, dass mit steigendem Lebensalter auch das Risiko einer INH-Hepatitis steigt. Eine präventive Therapie wird aber nicht mehr grundsätzlich ausgeschlossen (Diel et al. 2011c). Allerdings sollten Risiken und Nutzen sorgfältig abgewogen werden. Dies gilt auch in der betriebsärztlichen Praxis. Die Diagnose einer LTBI nach Kontakt zu einem Index-Patienten begründet den Verdacht auf Vorliegen einer Berufskrankheit und ist daher anzeigepflichtig, das Einverständnis des Betroffenen vorausgesetzt (Nienhaus et al. 2009b, S. 262). Es ist daher sinnvoll zu prüfen, ob die Beschäftigten infiziert sind. Das Alter stellt keine absolute Kontraindikation für eine Chemotherapie dar. Es sollten vielmehr im Einzelfall der jeweilige Lebensstil, Therapiemotivation und Compliance (Bereitschaft) sowie medizinische Risikofaktoren berücksichtigt werden.

6.2 Einstellungsuntersuchungen

Vor der Aufnahme einer Tätigkeit, die mit einer erhöhten Infektionsgefährdung einhergeht, ist es sinnvoll, den Immunstatus des Beschäftigten zu erheben und wenn möglich eine Impfung durchzuführen. Allerdings wird in Deutschland für Tuberkulose keine BCG-Impfung mehr empfohlen. Bei den Vorsorgeuntersuchungen von Beschäftigten im Gesundheitswesen liegt der Schwerpunkt auf dem Auffinden frischer Infektionen, bei denen eine Chemoprävention besonders effektiv ist. Es kann daher sinnvoll sein, zu Beginn der Tätigkeit einen Ausgangs-wert zu haben (CDC 1990, Nienhaus et al. 2009a). Dieser kann im Rahmen von Einstellungsuntersuchungen oder vor Aufnahme einer gefährdenden Tätigkeit erhoben werden. Aufgrund der höheren Spezifität sollte zur Bestimmung des Ausgangswertes nur der IGRA verwendet werden. Routinemäßige Röntgen-untersuchungen sind im Rahmen dieser Untersuchungen wie bereits unter 6.1 beschrieben nicht mehr zeitgemäß oder indiziert. Die Wahrscheinlichkeit, bei die-sen Untersuchungen eine aktive Tuberkulose zu diagnostizieren, ist sehr gering, wenn keine Symptome oder Verdachtsmomente für eine Erkrankung vorliegen.

Die Daten der vorliegenden Dissertation lassen es allerdings nicht sinnvoll erscheinen alle jungen Auszubildenden im Gesundheitswesen routinemäßig bei Einstellungsuntersuchungen auf eine LTBI hin zu testen. Die beobachtete Prävalenz zu Ausbildungsbeginn ist sehr gering. Dies lässt darauf schließen, dass es bei einer jungen, gesunden Population eher sinnvoll ist, nur Personen mit einem persönlichen Infektionsrisiko zu testen. Alle anderen sollten erst nach einem Kontakt zu einem TB-Index-Patienten oder mit infiziertem Material auf eine mögliche LTBI hin untersucht werden. Aufgrund der geringen Prävalenz in dieser Gruppe kann davon ausgegangen werden, dass mit hoher Wahrscheinlichkeit zu Beginn der Ausbildung keine LTBI vorgelegen hat. Kommt es dann im weiteren Berufsleben zu einem positiven QFT, ist dieses Ergebnis beruflich bedingt, sofern kein außerberufliches Risiko bestanden hat. Mit diesem Vorgehen würde sich auch die Anzahl der zu untersuchenden Personen weiter reduzieren.

6.3 Pflichtuntersuchungen in Arbeitsbereichen mit erhöhtem Infektionsrisiko-Interpretation der Ergebnisse

Beschäftigte im Gesundheitswesen, die in Bereichen mit höherem Infek-tionsrisiko arbeiten, werden in regelmäßigen Abständen auf eine mögliche LTBI untersucht. Dies erfolgt je nach Gefährdungsbeurteilung einmal jährlich oder alle drei Jahre auf Grundlage der ArbMedVV. Das bedeutet, dass die Be-schäftigten in ihrem beruflichen Leben wiederholt getestet werden. Wie mit die-sen Wiederholungsuntersuchungen umgegangen werden soll, ist eine noch offene Forschungsfrage. Die wenigen Studien zu diesem Thema zeigten eine gewisse Variabilität bei den Ergebnissen der IGRAs (Schablon et al. 2010b, Pai, O'Brien 2007, Pai et al. 2009, Ringshausen et al. 2011, Ringshausen et al. 2010, Torres Costa et al. 2011b). Dies gilt vor allem für den Umgang mit denjenigen, die einen positiven IGRA in der Vergangenheit aufwiesen. Die Ausschüttung von Interferon stimuliert die zellvermittelte spezifische Immunantwort zur Bekämpfung des Mycobacteriums tuberculosis. Es wird angenommen, dass sich die IFN-gamma-Konzentration proportional zur Intensität der Auseinandersetzung des Körpers mit den Myco-bakterien verhält. Demnach würde eine hohe IFN-gamma-Konzentration für eine hohe Replikationsrate der Mycobakterien sprechen und bei einer erfolgreichen Eindämmung (Dormant State) oder sogar einer Elimination der Bakterien würde die IFN-gamma-Konzentration sinken. Die Studien zur Impftherapiekontrolle mit-tels Messung der spezifischen IFN-Konzentration (Beveridge et al. 2008, Katiyar et al. 2008) sprechen für diese Annahmen. Bislang gibt es aber nur wenige sys-tematische Untersuchungen zum Verlauf der IFN-gamma-Konzentrationen über einen längeren Zeitraum und zum Verlauf nach einer Chemoprävention. Alle Studien zum seriellen Testen beobachteten eine hohe Anzahl von spontanen Reversionen (Schablon et al. 2010b, Pai, O'Brien 2007, Pai et al. 2009, Hill et al. 2007a, b, Ringshausen et al. 2010, Ringshausen et al. 2011). Dies bestätigten auch die neuesten Daten aus dem TB-Netzwerk. Bei 43,4% der untersuchten Personen kam es zu Reversionen in einem Zeitraum von einem Jahr. Deshalb sollten auch Beschäftigte mit einem positiven IGRA bei der nächsten Routineuntersuchung erneut getestet werden. Vor diesem Hintergrund ist es schwierig zu klären, wann bei einer Konversion eine Chemoprävention anzuraten ist. Bei einer einfachen dichotomen Definition von negativ zu positiv und umgekehrt kam es zu einem hohen Anteil von Reversionen. Dies trat vor allem bei Fällen auf, bei denen die IFN-gamma-Konzentrationen nahe dem Grenzwert lagen. Es scheint daher nicht sinnvoll, bei jeder Konversion grundsätzlich eine Chemoprävention zu empfeh-len. Die Daten zum seriellen Testen lassen den Schluss zu, dass die IFN-gamma-Konzentrationen bei der Entscheidung berücksichtigt werden sollten. Auch sollte beim seriellen Testen von gesunden Beschäftigten ein Graubereich rund um den vom Hersteller angegebenen Grenzwert von >0,35IU/ml angenommen werden, um tatsächliche Konversionen von natürlichen Testvariabilitäten zu unterschei-den. Alle Beschäftigten mit Ergebnissen in diesem Graubereich sollten vor Beginn einer Chemoprävention erneut getestet werden und erst bei einem bestätigten positiven IGRA sollte eine Chemoprävention empfohlen werden, vorausgesetzt es gibt keine anderen Kontraindikationen.

Vor diesem Hintergrund wird diskutiert, ob für die arbeitsmedizinischen Vor-sorgeuntersuchungen der Grundsatz gelten sollte: „Intention to test is intention to treat" (Lange, Rieder 2011). Dies würde im Umkehrschluss bedeuten, dass man nur diejenigen untersucht, die man bei einem positiven Testergebnis chemoprä-ventiv behandeln will. Die arbeitsmedizinische Vorsorgeuntersuchung ist jedoch durch die ArbMedVV gesetzlich geregelt und damit verpflichtend. Der Grundsatz nur diejenigen zu testen, die auch präventiv behandelt werden sollen, kann dabei nicht gelten. Bei den arbeitsmedizinischen Vorsorgeuntersuchungen nach der ArbMedVV liegt ein Schwerpunkt auf den regelmäßigen Kontrolluntersuchungen von Risikogruppen. Hier steht die Behandlung nicht unbedingt im Vordergrund, da dies für Personen mit regelmäßigem Kontakt zu TB-Patienten oder TB-Material eher als nicht sinnvoll anzusehen ist. Es geht bei diesen Untersuchungen darum, mögliche Infektionsquellen aufzudecken, effektivere Kontrollmaßnahmen ein-zuleiten, und ein Monitoring der Beschäftigten im Hinblick auf die Anerkennung einer Berufskrankheit zu etablieren. Bei einem guten Hygienemanagement kann darüber nachgedacht werden, den Untersuchungsabstand von einem Jahr auf zwei oder drei Jahre zu erhöhen. Jährliche Röntgenaufnahmen zum Ausschluss einer aktiven TB ohne einen vorherigen positiven IGRA sind auf keinen Fall sinnvoll. Beschäftigte mit einem positiven IGRA sollten bei der nächsten Routineuntersu-chung erneut mit dem IGRA getestet werden. Erst wenn auch der zweite IGRA posi-tiv ist, ist ein erneutes Röntgen zum Ausschluss einer aktiven TB notwendig.

6.4. Kosteneffektivität von Vorsorgeuntersuchungen

In Zeiten knapper finanzieller Ressourcen im Gesundheitswesen spielen die Kosten für Screening-Programme und für die Behandlung eine immer wich-tigere Rolle. Programme sollten kostengünstig und effektiv sein. Gerade die Betriebsärzte stehen oft vor dem Problem, die höheren Kosten für die IGRAs dem Management gegenüber rechtfertigen zu müssen. Oftmals wollen die Arbeitgeber die höheren Kosten für die Untersuchungen nicht zahlen, deshalb wurden in der Vergangenheit häufig nur Röntgenuntersuchungen als Vorsorge-untersuchung angeboten. Dies entspricht wie oben ausgeführt nicht mehr dem aktuellen Stand der Wissenschaft und ist auch aus Sicht des Arbeitsschutzes nicht mehr zeitgemäß. Kosteneffektivitätsanalysen dienen dazu, die unterschiedlichen Screeninginstrumente hinsichtlich dieses Kriteriums zu vergleichen. Sie liefern damit einen wichtigen Beitrag zur Kostendebatte und steigern die Akzeptanz und die Anwendung der neuen Testverfahren in der Praxis. Betriebsärzten können sie als Argumentationsgrundlage gegenüber den Kostenträgern (Management) nutzen.

Mittlerweile gibt es zahlreiche Kosteneffektivitätsstudien über die Verwendung der IGRAs im Rahmen von Umgebungsuntersuchungen (Diel et al. 2010, Diel et al. 2006, Diel et al. 2007a, Diel et al. 2007b, Oxlade et al. 2007, Fox et al. 2009, Wrighton-Smith 2006, Pooran et al. 2010, de Peiro et al. 2009, Kowada et al. 2008). Bislang gibt es aber noch keine Studien zum IGRA-Screening von Beschäftigten im Gesundheitswesen. Ein Problem von Kosteneffektivitätsanalysen bei Beschäftigten im Gesundheitsdienst sind fehlende Daten zum Progressionsrisiko in dieser Gruppe. Progressionsraten liegen bisher nur für enge Kontaktpersonen im Rahmen von Umgebungsuntersuchungen vor.

Nach Auswertung der bisher veröffentlichten Kosteneffektivitätsstudien wurde deutlich, dass die Zweischritt-Strategie – mit dem THT und anschließendem IGRA-Bestätigungstest - die kosteneffektivste Screeningmethode ist (Diel et al. 2010, Diel et al. 2006, Fox et al. 2009, Pooran et al. 2010, Wrighton-Smith 2006). Zwei Studien kamen zu dem Ergebnis, dass das Screening alleine mit dem IGRA kosteneffektiver ist (Diel et al. 2009, Kowada et al. 2008). Alle Studien-Autoren stimmen überein, dass das Screening alleine mit dem kostengünstigeren THT nicht kosteneffektiv ist. Dies ist ein Grund für die Empfehlung der Zweischritt-Strategie in den meisten Guidelines (UK, Kanada, Australien)

In Deutschland konnten seit der Verwendung der IGRAs bei den betriebsärztlichen Vorsorgeuntersuchungen 80% der Röntgenkontrolluntersuchungen eingespart werden (Schablon et al. 2010a). Ein wichtiger Faktor für ein kosteneffektives Screeninginstrument bei der Tuberkulose-Vorsorgeuntersuchung ist ein Test mit einem hohen Vorhersagewert zum Progressionsrisiko bei einem positiven Testergebnis. Alles deutet darauf hin, dass das Progressionsrisiko bei den Beschäftigten im Gesundheitsdienst deutlich geringer ist als bei engen Kontaktpersonen, die im Rahmen von Umgebungsuntersuchungen nach dem Infektionsschutzgesetz (IfSG) durch die Gesundheitsämter getestet werden (Diel 2008, Diel 2011b). Bei keinem der Studienteilnehmer, die im Rahmen des TB-Netzwerkes seit 2006 untersucht worden waren und ein positives QFT-Ergebnis hatten, entwickelte sich wie bereits erwähnt keine aktive behandlungsbedürftige Tuberkulose. Zwei Faktoren erklären diese unterschiedlichen Progressionsrisiken. Unter den Teilnehmern von Umgebungsuntersuchungen nach dem IfSG waren auch viele Kinder, z. B. bei Verdachtsfällen in Schulen. Kinder haben ein weitaus höheres Progressionsrisiko als Erwachsene. Ein weiterer Punkt ist, dass Beschäftigte im Gesundheitsdienst regelmäßig auf eine LTBI hin untersucht werden und nicht nur bei bekanntem Kontakt zu einem TB-Indexfall. Das Progressionsrisiko ist in den ersten zwei Jahren nach einer frischen Infektion am höchsten. Daher scheint bei den Untersuchungen nach der ArbMedVV der Anteil derjenigen, die einen positiven IGRA aufgrund einer alten LTBI aufweisen, deutlich höher zu sein als bei Umgebungsuntersuchungen in der Allgemeinbevölkerung. In der Studie von Diel et al. (2008) stieg die Rate positiver IGRAs auf bis zu 58% je nach der Kontaktsituation, was für einen höheren Anteil frischer Infektionen bei den Umgebungsuntersuchungen nach dem IfSG spricht. Aufgrund der geringen Progressionsrate bei den Beschäftigten im Gesundheitsdienst werden die routine-mäßigen Vorsorgeuntersuchungen in Vergleichsanalysen mit dem THT-Screening nicht kosteneffizienter erscheinen. Kosten werden sich vor allem durch Weglassen unnötiger Röntgenkontrolluntersuchungen reduzieren lassen.

Ein weiteres wichtiges Argument für die Verwendung der IGRAs in der be-triebsärztlichen Vorsorgeuntersuchung ist ein ethischer Gesichtspunkt. In Zei-ten zunehmenden Fortschritts in der medizinischen Versorgung sollte auch bei den Beschäftigten im Gesundheitswesen das zurzeit bestmögliche Testver-fahren zum Einsatz kommen. Unnötige und nicht mehr zeitgemäße Röntgen-kontrolluntersuchungen sollten vermieden werden und die Indikation zu einer präventiven Chemotherapie sollte vor dem Hintergrund des derzeitigen Wissens-tands getroffen werden. Nur so kann erfolgreiche Prävention gelingen.

Arbeitsschutz, Public Health und Partizipation

Public Health beschäftigt sich mit der Gesundheit der Bevölkerung. Im Sinne der WHO wird Gesundheit als ein Zustand körperlicher, geistiger und seelischer Gesundheit definiert. Determiniert wird Gesundheit durch die soziale, technische und die natürliche Umwelt, die persönliche Disposition und individuelles Verhal-ten, durch den Lebensstil und die Erwerbsarbeit sowie durch die Inanspruchnahme von Gesundheitsleistungen und deren Wirksamkeit und durch die subjektive Wahrnehmung und die Wertvorstellungen des jeweiligen Individuums. Die Auf-deckung dieses Beziehungsgeflechts ist die Forschungsaufgabe und die Umset-zung der Erkenntnisse stellt die praktische Aufgabe von Public Health dar (Hof-man, Schwartz 1992, S.6). Die Gesundheit jedes Einzelnen ist von vielen Faktoren des alltäglichen Lebens abhängig. Dazu gehört neben dem Konsum, der Ver-breitung und der Organisation und Qualität von Gesundheitsleistungen auch die Produktion (Arbeit). Die „industriellen Pathogenität" (Milles 1999, S.181), der pathogene und salutogene Einfluss der Arbeit und der arbeitsweltbezogenen Prävention und Rehabilitation ist daher ein wichtiger Bestandteil von Public Health. Die Unfallversicherungsträger müssen sich daher noch stärker als bisher als Akteure in einem modernen Public-Health-System verstehen und die Entwicklung voranbringen.

Die Präventionsbemühungen durch die arbeitsmedizinischen TB-Vorsorgeuntersuchungen richten sich auf die Diagnose und Behandlung einer latenten Tuberkulose-Infektion. Dadurch wird die Wahrscheinlichkeit des Fortschreitens einer LTBI zu einer aktiven, behandlungsbedürftigen Tuberkulose und somit auch die Übertragung von Mycobacterium tuberculosis verringert. Dies ist in Niedrig-Inzidenzländern der zentrale Hebel in der Tuberkulose-Prävention geworden.

Ein wichtiger neuer Aspekt im Bereich Arbeitsschutz ist die Aufklärung der Mitarbeiter über berufliche Gesundheitsrisiken und Gefahren sowie eine gute individuelle Beratung. Dadurch wird die Eigenverantwortlichkeit der Beschäftigten gestärkt, um Entscheidungen z. B. über eine mögliche Chemoprävention zu treffen. Um diese Aufgaben erfüllen zu können, benötigen die Akteure wie die Unfallversicherung und die Betriebsärzte Kenntnisse über Infektions- und Erkrankungsrisiken, die Güte der verwendeten Tests und die Effektivität der präventiven Chemotherapie. Mit den Ergebnissen aus dem TB-Netzwerk sind evidenzbasierte Aussagen zum beruflichen TB-Infektionsrisiko im Gesundheitsdienst in Deutschland möglich. Die Beschäftigten können so eine qualifizierte Beratung/Aufklärung erhalten. Dies ist vor allem vor der Entscheidung über eine mögliche Chemoprävention wichtig. Nur wenn die Beschäftigten umfassende Informationen zum TB-Risiko erhalten, können sie eine Entscheidung für oder gegen eine Chemoprävention treffen, sie werden somit aktiv in den Entscheidungsprozess eingebunden. Auch dient die Aufklärung über die beruflichen TB-Risiken dazu, einen rationalen Umgang mit einem positiven Testergebnis zu finden.

Nicht jeder positive IGRA bedeutet für den Betroffenen gleich auch eine TB-Erkrankung. Es handelt sich zunächst einmal nur um eine Sensibilisierung des Immunsystems mit dem M. tuberculosis. Das Risiko, in den folgenden zwei Jahren an einer aktiven TB zu erkranken, wird auf ungefähr 10% geschätzt (Stop TB Partnership, WHO 2006). Mit der Chemoprävention könnte das Risiko reduziert werden. Ob die Durchführung einer präventiven Chemotherapie im Einzelfall sinnvoll ist, hängt von mehreren Faktoren wie persönliche Risikofaktoren, Alter,

Arbeitsbereich, frische Sensibilisierung mit M. tuberculosis, kein Hinweis auf eine INH-Resistenz und die Compliance (Bereitschaft zur neunmonatigen Einnahme von Isoniazid) ab. Diese Informationen sollten Gegenstand eines umfassenden Beratungsangebotes durch den zuständigen Betriebsarzt und der Unfallversicherungsträger sein.

In diesem Zusammenhang sollte die betriebsärztliche Beratung die Chance wahrnehmen, darauf hinzuweisen, dass durch einen gesundheitsförderlichen Lebensstil das persönliche Progressionsrisiko gesenkt werden kann. Damit würde der Public-Health-Gedanke in die arbeitsmedizinische Vorsorge auch im Bereich der TB-Vorsorge einbezogen und die Anforderungen an einen modernen Arbeitsschutz würden erfüllt.

7 Zusammenfassung und Ausblick

Die Prävalenz und auch die Neuinfektionsraten der LTBI bei Beschäftigten im Gesundheitswesen sind gering. Dies gilt vor allem für die Gruppe der jungen Berufsanfänger. Auch das Risiko für die Entwicklung einer aktiven Tuberkulose bei Beschäftigten im Gesundheitswesen ist wahrscheinlich gering. Unter den Studienteilnehmern mit einem positiven IGRA ist bislang niemand an einer aktiven, behandlungsbedürftigen TB erkrankt. Genauere Zahlen zur Abschätzung des relativen Risikos (RR) für die Entwicklung einer aktiven Tuberkulose bei Beschäftigten im Gesundheitswesen gibt es zurzeit noch nicht. In einer aktuellen Meta-Analyse wurde beruhend auf vier Studien aus Ländern mit niedriger TB-Inzidenz ein RR für Beschäftigte im Gesundheitswesen von 2,4 berechnet, dass heißt ein 2,4-fach erhöhtes Risiko im Vergleich zur Bevölkerung, an einer Tuberkulose zu erkranken für Beschäftigte im Gesundheitswesen (Baussano et al. 2011). Keine dieser vier Studien stammte aus Deutschland. Da das Risiko, an einer Tuberkulose zu erkranken, in Deutschland mit rund fünf Fällen pro 100.000 Einwohner gering ist, bleibt es auch selbst dann gering, wenn man das Risiko mit dem Faktor 2,4 multipliziert.

Deshalb ist es richtig, die Vorsorgeuntersuchungen der epidemiologischen Situation anzupassen. Es werden schon seit über 15 Jahren nicht mehr alle Beschäftigten im Gesundheitswesen auf TB untersucht. Entsprechend der ArbMedVV sollen nur noch Beschäftigte im Gesundheitswesen auf TB untersucht werden, wenn sie regelmäßig Kontakt zu infektiösen Patienten oder Materialien haben oder wenn sie gleichzeitig in der Pneumologie oder in Laboratorien arbeiten (Pflichtuntersuchung). Alle anderen Personen sollen nur untersucht werden, wenn sie bekanntermaßen Kontakt zu infektiösen Patienten oder Materialien hatten (Angebotsuntersuchung). Die aktuellen Daten aus dem TB-Netzwerk, die in dieser Dissertation vorgestellt wurden, bestätigen das bisherige Vorgehen und sprechen sogar dafür, den Personenkreis für die einzelnen Vorsorgeuntersuchungen noch weiter einzuschränken. Allerdings wäre es nicht sinnvoll, Beschäftigte im Gesundheitswesen, die infektionsgefährdend arbeiten, nicht auf TB zu untersuchen. Würde man das tun, würden diese schlechter gestellt werden als Kontaktpersonen in der Bevölkerung.

Grundlage für eine gute und evidenzbasierte Beratung

Um die evidenzbasierte Basis für die Empfehlungen zur Durchführung von Vorsorgeuntersuchungen zu erweitern, wird das Netzwerk TB-Betriebsärzte am Universitätsklinikum Eppendorf (UKE) in Hamburg weitere Daten sammeln. Der Hauptschwerpunkt soll darauf liegen, evidenzbasierte Aussagen zum Erkrankungs-risiko bei den Beschäftigten mit einem positiven IGRA zu generieren. Des Weiteren sollen valide Aussagen zur Testvariabilität der IGRAs getroffen und die Frage nach anderen Grenzwerten für das serielle Testen beantwortet werden. Um evidenz-basierte Aussagen treffen zu können, werden höhere Fallzahlen benötigt, die die bisherigen Ergebnisse bestätigen können.

In Zukunft wird ferner zu untersuchen sein, welchen Beitrag die arbeitsmedizi-nischen Vorsorgeuntersuchungen zum Rückgang der Tuberkulose in Deutschland leisten, um einen sinnvollen Einsatz der finanziellen und personellen Ressourcen im Arbeitsschutz zu ermöglichen.

8 Literatur

Aichelburg MC, Rieger A, Breitenecker F, Pfistershammer K, Tittes J, Eltz S, Aichelburg AC, Stingl G, Makristathis A, Kohrgruber N: *Detection and Prediction of Active Tuberculosis Disease by a Whole-Blood Interferon-gamma Release Assay in HIV-1-Infected Individuals. Clin. Infect. Dis. 2009;48(7): 954-62.*

Aiken AM, Hill PC, Fox A, McAdam KP, Jackson-Sillah D, Lugos MD, Donkor SA, Adegbola RA, Brookes RH: *Reversion of the ELISPOT test after treatment in Gambian tuberculosis cases. BMC. Infect. Dis. 2006;6:66.*

Alvarez-Leon EE, Espinosa-Vega E, Santana-Rodriguez E, Molina-Cabrillana JM, Perez-Arellano JL, Caminero JA, Serrano-Aguilar P: *Screening for tuberculosis infection in spanish healthcare workers: Comparison of the QuantiFERON-TB gold in-tube test with the tuberculin skin test. Infect. Control Hosp. Epidemiol. 2009;30(9):876-883.*

American Thoracic Society: *Targeted tuberculin testing and treatment of latent tuberculosis infection. This official statement of the American Thoracic Society was adopted by the ATS Board of Directors, July 1999. This is a Joint Statement of the American Thoracic Society (ATS) and the Centers for Disease Control and Prevention (CDC). This statement was endorsed by the Council of the Infectious Diseases Society of America. (IDSA), September 1999, and the sections of this statement. Am. J. Respir. Crit Care Med. 2000;161(4 Pt 2):S221-S247.*

Barsegian V, Mathias KD, Wrighton-Smith P, Grosse-Wilde H, Lindemann M: *Prevalence of latent tuberculosis infection in German radiologists. J. Hosp. Infect. 2008;69(1):69-76.*

Bartalesi F, Vicidomini S, Goletti D, Fiorelli C, Fiori G, Melchiorre D, Tortoli E, Mantella A, Benucci M, Girardi E, Cerinic MM, Bartoloni A: *QuantiFERON-TB Gold and TST are both useful for latent TB screening in autoimmune diseases. Eur. Respir. J. 2009;33(3):586-93.*

Baussano I, Nunn P, Williams B, Pivetta E, Bugiani M, Scano F: *Tuberculosis among health care workers. Emerg. Infect. Dis. 2011;17(3):488-494.*

Becker P: *Gesetzliche Unfallversicherung Arbeits- und Wegeunfälle, Berufskrankheiten. Deutscher Taschenbuch Verlag, 2004.*

Beveridge NE, Fletcher HA, Hughes J, Pathan AA, Scriba TJ, Minassian A, Sander CR, Whelan KT, Dockrell HM, Hill AV, Hanekom WA, McShane H: *A comparison of IFNgamma detection methods used in tuberculosis vaccine trials. Tuberculosis. (Edinb.) 2008;88(6):631-40.*

BGW: *Berufliches Infektionsrisiko für Tuberkulose – Zusammenfassung und Ergebnisse des Expertengespräches am 12. Mai 2003; in Nienhaus A, Brandenburg S, Teschler H (eds): Tuberkulose als Berufskrankheit – Ein Leitfaden zur Begutachtung. Landsberg, ecomed Medizin, 2009 S. 311-317.*

Bienek DR, Chang CK: *Evaluation of an interferon-gamma release assay, T-SPOT.TB, in a population with a low prevalence of tuberculosis. Int J Tuberc. Lung Dis. 2009;13(11):1416-1421.*

Borgdorff MW, Nagelkerke NJ, de Haas PE, van SD: *Transmission of Mycobacterium tuberculosis depending on the age and sex of source cases. Am. J Epidemiol. 2001;154(10):934-943.*

Bundesministerium für Arbeit und Soziales: *Verordnung zur arbeitsmedizinischen Vorsorge vom 18. Dezember 2008 (BGBl. I S. 2768), zuletzt geändert durch Artikel 5 Absatz 8 der Verordnung vom 26. November 2010 (BGBl. I S.1643). Bundesgesgesetzblatt 2011;I(1643).*

Burgos MV, Pym AS: *Molecular epidemiology of tuberculosis. Eur. Respir. J Suppl 2002;36:54s-65s.*

Casas I, Latorre I, Esteve M, Ruiz-Manzano J, Rodriguez D, Prat C, Garcia-Olive I, Lacoma A, Ausina V, Dominguez J: *Evaluation of interferon-gamma release assays in the diagnosis of recent tuberculosis infection in health care workers. PLoS. ONE. 2009;4(8):e6686.*

CDC.*The use of preventive therapy for tuberculous infection in the United States. Recommendations of the Advisory Committee for Elimination of Tuberculosis. MMWR Recomm. Rep. 1990;39(RR-8):9-12.*

Cellestis. *http://www.cellestis.com/IRM/Company/ShowPage.aspx?CPID=1001. 2005.*

Chee CB, Barkham TM, Khinmar KW, Gan SH, Wang YT: *Quantitative T-cell interferon-gamma responses to Mycobacterium tuberculosis-specific antigens in active and latent tuberculosis. Eur. J. Clin. Microbiol. Infect. Dis. 2009a;28(6):667-70.*

Chee CB, Lim LK, Barkham TM, Koh DR, Lam SO, Shen L, Wang YT: *Use of a T-cell interferon-gamma release assay to evaluate tuberculosis risk in newly qualified physicians in Singapore healthcare institutions. Infect. Control Hosp. Epidemiol. 2009b;30(9):870-875.*

De Perio MA, Tsevat J, Roselle GA, Kralovic SM, Eckman MH: *Cost-effectiveness of interferon gamma release assays vs tuberculin skin tests in health care workers. Arch. Intern. Med. 2009;169(2):179-187.*

De Vries G, Sebek MM, Lambregts-van Weezenbeek CS: *Healthcare workers with tuberculosis infected during work. Eur. Respir. J. 2006;28(6):1216-1221.*

Demkow U, Broniarek-Samson B, Filewska M, Lewandowska K, Maciejewski J, Zycinska K, Zwolska Z, Kus J: *Prevalence of latent tuberculosis infection in health care workers in Poland assessed by interferon-gamma whole blood and tuberculin skin tests. J. Physiol Pharmacol. 2008;59 (Suppl 6):209-217.*

Detjen AK, Keil T, Roll S, Hauer B, Mauch H, Wahn U, Magdorf K: *Interferon-gamma release assays improve the diagnosis of tuberculosis and nontuberculous mycobacterial disease in children in a country with a low incidence of tuberculosis. Clin. Infect. Dis. 2007;45(3):322-328.*

Detjen AK, Loebenberg L, Grewal HM, Stanley K, Gutschmidt A, Kruger C, Du Plessis N, Kidd M, Beyers N, Walzl G, Hesseling AC: *Short-term reproducibility of a commercial interferon gamma release assay. Clin. Vaccine Immunol. 2009;16(8):1170-1175.*

Deutsches Hygiene Museum Dresden: *Seuchengeschichte Tuberkulose.1995*

Diel R, Forßbohm M, Loytved G, Haas W, Hauer B, Maffei D, Magdorf K, Nienhaus A, Rieder HL, Schaberg T, Zellweger J-P, Loddenkemper R: *Empfehlungen für die Umgebungsuntersuchungen bei Tuberkulose – Deutsches Zentralkomitee zur Bekämpfung der Tuberkulose. Pneumologie. 2007a;61(7):440-455.*

Diel R, Goletti D, Ferrara G, Bothamley G, Cirillo D, Kampmann B, Lange C, Losi M, Markova R, Migliori GB, Nienhaus A, Ruhwald M, Wagner D, Zellweger JP, Huitric E, Sandgren A, Manissero D: *Interferon-{gamma} release assays for the diagnosis of latent M. tuberculosis infection: A systematic review and meta-analysis. Eur. Respir. J 2011a;37(1):88-99.*

Diel R, Hauer B, Loddenkemper R, Manger B, Kruger K: *[Recommendations for tuberculosis screening before initiation of TNF-alpha-inhibitor treatment in rheumatic diseases]. Pneumologie. 2009a;63(6):329-334.*

Diel R, Loddenkemper R, Meywald-Walter K, Gottschalk R, Nienhaus A: *Comparative Performance of Tuberculin Skin Test, QuantiFERON-TB-Gold In Tube Assay, and T-Spot.TB Test in Contact Investigations for Tuberculosis. Chest. 2009b;135(4):1010-1018.*

Diel R, Loddenkemper R, Meywald-Walter K, Niemann S, Nienhaus A: *Predictive value of a whole blood IFN-gamma assay for the development of active tuberculosis disease after recent infection with Mycobacterium tuberculosis. Am. J. Respir. Crit Care Med. 2008;177:1164-1170.*

Diel R, Loddenkemper R, Niemann S, Meywald-Walter K, Nienhaus A: *Negative and Positive Predictive Value of a Whole-Blood IGRA for Developing Active TB - An Update. Am. J Respir. Crit Care Med 2011b;183(1):88-95.*

Diel R, Loddenkemper R, Nienhaus A: *Evidence based comparison of commercial interferon-gamma release assays for detecting active tuberculosis – a meta-analysis. Chest. 2010;137(4):952-968.*

Diel R, Loytved G, Nienhaus A, Castell S, Detjen A, Geerdes-Fenge H, Haas W, Hauer B, Konigstein B, Maffei D, Magdorf K, Priwitzer M, Zellweger JP, Loddenkemper R: [New Recommendations for Contact Tracing in Tuberculosis.]. Pneumologie. 2011c;65(6):359-378.*

Diel R, Nienhaus A: *Diagnose der latenten Tuberkulose-Infektion – Interferon-gamma-Release-Assay als Alternative zum Tuberkulin-Hauttest; in Nienhaus A, Brandenburg S, Teschler H (eds): Tuberkulose als Berufskrankheit – Ein Leitfaden zur Begutachtung. Landsberg, ecomed Medizin, 2009a S. 201-121.*

Diel R, Nienhaus A: *Präventive Chemotherapie der latenten Tuberkulose-Infektion; in Nienhaus A, Brandenburg S, Teschler H (eds): Tuberkulose als Berufskrankheit – Ein Leitfaden zur Begutachtung. Landsberg, ecomed Medizin, 2009b S. 285-294.*

Diel R, Nienhaus A, Lange C, Schaberg T: *Cost optimisation of screening for latent tuberculosis in close contacts. Eur. Respir. J. 2006;28(1):35-44.*

Diel R, Nienhaus A, Loddenkemper R: *Cost-effectiveness of Interferon-{gamma} Release Assay Screening for Latent Tuberculosis Infection Treatment in Germany. Chest. 2007b;131(5):1424-1434.*

Diel R, Schaberg T, Loddenkemper R, Welte T, Nienhaus A: *Enhanced cost-benefit analysis of strategies for LTBI screening and INH chemoprevention in Germany. Respir. Med. 2009c;103(12):1838-53.*

Diel R, Schneider S, Meywald-Walter K, Ruf CM, Rusch-Gerdes S, Niemann S: *Epidemiology of tuberculosis in Hamburg, Germany: long-term population-based analysis applying classical and molecular epidemiological techniques. J. Clin. Microbiol. 2002;40(2):532-539.*

Diel R, Seidler A, Nienhaus A, Rusch-Gerdes S, Niemann S: *Occupational risk of tuberculosis transmission in a low incidence area. Respir. Res. 2005;6(1):35-45.*

Diel R, Wrighton-Smith P, Zellweger JP: *Cost-effectiveness of interferon-gamma release assay testing for the treatment of latent tuberculosis. Eur. Respir. J. 2007c;30(2):321-332.*

Dyrhol-Riise AM, Gran G, Wenzel-Larsen T, Blomberg B, Haanshuus CG, Morkve O: *Diagnosis and follow-up of treatment of latent tuberculosis; the utility of the QuantiFERON-TB Gold In-tube assay in outpatients from a tuberculosis low-endemic country. BMC. Infect. Dis. 2010;10:7.*

Egger M, Razum O: *Public Health: Zentrale Begriffe, Diszuplinen und Handlungsfelder; in Egger M, Razum O (eds): Public Health Sozial- und Präventivmedizin kompakt. Berlin, Walter de Gruyter, 2012 S. 1ff.*

Egger M, Zwahlen M, Raffle A: *Screening; in Egger M, Razum O (eds): Public Health Sozial- und Präventivmedizin kompakt. Berlin, Walter de Gruyter, 2012 S. 143.*

Farhat M, Greenaway C, Pai M, Menzies D: *False-positive tuberculin skin tests: what is the absolute effect of BCG and non-tuberculous mycobacteria? Int. J. Tuberc. Lung Dis. 2006;10(11):1192-1204.*

Fox BD, Kramer MR, Mor Z, Preiss R, Rusanov V, Fuks L, Peled N, Haim I, Raz M, Shitrit D: *The QuantiFERON-TB-GOLD assay for tuberculosis screening in healthcare workers: a cost-comparison analysis. Lung 2009;187(6):413-419.*

Franchi A, Diana O, Franco G: *Job-related risk of latent tuberculosis infection in a homogeneous population of hospital workers in a low incidence area. Am. J. Ind. Med 2009;52(4):297-303.*

Franken WP, Koster BF, Bossink AW, Thijsen SF, Bouwman JJ, van Dissel JT, Arend SM: *Follow-up study of tuberculosis-exposed supermarket customers with negative tuberculin skin test results in association with positive gamma interferon release assay results. Clin. Vaccine Immunol. 2007;14(9): 1239-1241.*

Gandra S, Scott WS, Somaraju V, Wang H, Wilton S, Feigenbaum M: *Questionable effectiveness of the QuantiFERON-TB Gold Test (Cellestis) as a screening tool in healthcare workers. Infect. Control Hosp. Epidemiol. 2010;31(12):1279-1285.*

Girardi E, Angeletti C, Puro V, Sorrentino R, Magnavita N, Vincenti D, Carrara S, Butera O, Ciufoli AM, Squarcione S, Ippolito G, Goletti D: *Estimating diagnostic accuracy of tests for latent tuberculosis infection without a gold standard among healthcare workers. Euro. Surveill 2009;14(43).*

Hähner-Rombach S: *Sozialgeschichte der Tuberkulose – Vom Kaiserreich bis zum Ende des Zweites Weltkriegs unter besonderer Berücksichtigung Württembergs. Stuttgart, Franz Steiner Verlag, 2000.*

Harada N, Nakajima Y, Higuchi K, Sekiya Y, Rothel J, Mori T: *Screening for tuberculosis infection using whole-blood interferon-gamma and Mantoux testing among Japanese healthcare workers. Infect. Control Hosp. Epidemiol. 2006;27(5):442-448.*

Hauer B, Brodhun B, Loddenkemper R: *Die Bedeutung der Tuberkulose – Aktuelle Trends und Entwicklungen; in Nienhaus A, Brandenburg S, Teschler H (eds): Tuberkulose als Berufskrankheit – Ein Leitfaden zur Begutachtung. Landsberg, ecomed Medizin, 2009 S. 39-58.*

Hauer B, Loddenkemper R, Detjen A, Forßbohm M, Haas W, Loytved G, Magdorf K, Mauch H, Nienhaus A, Rieder HL, Sagebiel D, Schaberg T: *Interferon-gamma-Tests in der Tuberkulose-Diagnostik – Aktueller Stand. Pneumologie. 2006;60(1):29-44.*

Hill PC, Brookes RH, Fox A, Jackson-Sillah D, Jeffries DJ, Lugos MD, Donkor SA, Adetifa IM, de Jong BC, Aiken AM, Adegbola RA, McAdam KP: *Longitudinal assessment of an ELISPOT test for Mycobacterium tuberculosis infection. PLoS. Med. 2007a;4(6):e192.*

Hill PC, Jeffries DJ, Brookes RH, Fox A, Jackson-Sillah D, Lugos MD, Donkor SA, de Jong BC, Corrah T, Adegbola RA, McAdam KP: *Using ELISPOT to expose false positive skin test conversion in tuberculosis contacts. PLoS. ONE. 2007b;2(1):e183.*

Hofmann W, Schwartz FW: Public Health: *Gesundheitspolitik und akademische Disziplin – Entwicklung in den alten Bundesländern; Jahrbuch für kritische Medizin – Wer oder was ist „Public Health"? Hamburg, Argument-Sonderband, 1992 S. 6-24.*

Hosmer D, Lemeshow S: *Applied logistic regression. New York, Wiley & Sons, 2000.*

Jentgens H, Wandelt-Freerksen E: *Überlegungen zur Begutachtung der Tuberkulose und deren Folgen im Versicherungswesen. Med Sach 1993;89(4):117-121.*

Katiyar SK, Sampath A, Bihari S, Mamtani M, Kulkarni H: *Use of the QuantiFERON-TB Gold In-Tube test to monitor treatment efficacy in active pulmonary tuberculosis. Int. J. Tuberc. Lung Dis. 2008;12(10):1146-1152.*

Khanna P, Nikolayevskyy V, Warburton F, Dobson E, Drobniewski F: *Rate of latent tuberculosis infection detected by occupational health screening of nurses new to a london teaching hospital. Infect. Control Hosp. Epidemiol. 2009;30(6):581-584.*

Kobashi Y, Obase Y, Fukuda M, Yoshida K, Miyashita N, Fujii M, Oka M: *Usefulness of QuantiFERON TB-2G, a diagnostic method for latent tuberculosis infection, in a contact investigation of health care workers. Intern. Med. 2007;46(18):1543-1549.*

Korn D, Beckmann B, Schlösser S, Schablon A: *Anwendung des Interferon-gamma-Release-Assay in der betriebsärztlichen Praxis – Fallbeispiele aus verschiedenen Einrichtungen; in Nienhaus A, Brandenburg S, Teschler H (eds): Tuberkulose als Berufskrankheit – Ein Leitfaden zur Begutachtung. Landsberg, ecomed Medizin, 2009 S. 247-258.*

Kowada A, Takahashi O, Shimbo T, Ohde S, Tokuda Y, Fukui T: *Cost Effectiveness of Interferon-gamma Release Assay for Tuberculosis Contact Screening in Japan. Mol. Diagn. Ther. 2008;12(4):235-251.*

Kralj N, Hofmann F, Michaelis M: *Zur Methodik der Tuberkulosefrüherkennung bei arbeitsmedizinischen Vorsorgeuntersuchungen im Gesundheitsdienst. Arbeitsmed. Sozialmed. Umweltmed. 1997;32(2):50-54.*

Kropp R, Hauer B, Nienhaus A: *Die Tuberkulose als Berufskrankheit – ein historischer Abriss; in Nienhaus A, Brandenburg S, Teschler H (eds): Tuberkulose als Berufskrankheit – Ein Leitfaden zur Begutachtung. Landsberg, ecomed Medizin, 2009 S. 21-38.*

Lange C, Rieder HL: *Intention to test is intention to treat. Am. J Respir. Crit Care Med 2011;183(1):3-4.*

Lange C, Schaberg T, Diel R, Greinert U: *Aktueller Stand der Tuberkulosediagnostik. Dtsch. Med. Wochenschr. 2006;131(7):341-347.*

Lee K, Han MK, Choi HR, Choi CM, Oh YM, Lee SD, Kim WS, Kim DS, Woo JH, Shim TS: *Annual incidence of latent tuberculosis infection among newly employed nurses at a tertiary care university hospital. Infect. Control Hosp. Epidemiol. 2009;30(12):1218-1222.*

Lee SS, Liu YC, Huang TS, Chen YS, Tsai HC, Wann SR, Lin HH: *Comparison of the interferon-gamma release assay and the tuberculin skin test for contact investigation of tuberculosis in BCG-vaccinated health care workers. Scand. J. Infect. Dis. 2008;40(5):373-380.*

Lee SW, Lee CT, Yim JJ: *Serial interferon-gamma release assays during treatment of active tuberculosis in young adults. BMC Infect. Dis. 2010;10:300.*

Machingaidze S, Wiysonge CS, Gonzalez-Angulo Y, Hatherill M, Moyo S, Hanekom W, Mahomed H: *The Utility of an Interferon Gamma Release Assay for Diagnosis of Latent Tuberculosis Infection and Disease in Children: A Systematic Review and Meta-analysis. Pediatr. Infect. Dis. J 2011;30(8):694-700.*

Mack U, Migliori GB, Sester M, Rieder HL, Ehlers S, Goletti D, Bossink A, Magdorf K, Holscher C, Kampmann B, Arend SM, Detjen A, Bothamley G, Zellweger JP, Milburn H, Diel R, Ravn P, Cobelens F, Cardona PJ, Kan B, Solovic I, Duarte R, Cirillo DM: *LTBI: latent tuberculosis infection or lastingimmune responses to M. tuberculosis? A TBNET consensus statement. Eur. Respir. J. 2009;33(5):956-973.*

Mazurek GH, Jereb J, Lobue P, Lademarco MF, Metchock B, Vernon A: *Guidelines for using the QuantiFERON-TB Gold test for detecting Mycobacterium tuberculosis infection, United States. MMWR Recomm. Rep. 2005;54(RR-15):49-55.*

McKeown T: *Die Bedeutung der Medizin. Traum, Trugbild oder Nemesis? Frankfurt am Main, Suhrkamp Verlag, 1982.*

Mehrtens G, Valentin H, Schönberger A: *Arbeitsunfall und Berufskrankheit - Rechtliche und medizinische Grundlagen für Gutachter, Sozialverwaltung, Berater und Gerichte. Berlin, Erich Schmidt Verlag, 2010.*

Menzies D, Fanning A, Yuan L, Fitzgerald M: *Tuberculosis among health care workers. N. Engl. J. Med. 1995;332(2):92-98.*

Menzies D, Joshi R, Pai M: *Risk of tuberculosis infection and disease associated with work in health care settings. Int. J. Tuberc. Lung Dis. 2007a;11(6):593-605.*

Menzies D, Pai M, Comstock G: Meta-analysis: new tests for the diagnosis of latent tuberculosis infection: *areas of uncertainty and recommendations for research. Ann. Intern. Med. 2007b;146 (5):340-354.*

Milles D: *„Arbeitsschicksal" im „klinischen Blick". Primäre und sekundäre Risiken in arbeitsmedizinischer Begutachtung; in Marstedt G, Milles D, Müller R (eds): Gesundheitskonzepte im Umbruch – Lebenslaufpolitik der Unfall- und Krankenversicherung. Schriftenreihe Gesundheit – Arbeit – Medizin (Band 24). Bremerhaven, Verlag für neue Wissenschaften NW, 1999 S. 174-205.*

Milles D, Müller R: *Berufskrankheit und Arbeit – Gewerbehygienische, historische, juristische und sozialepidemiologische Studien zu einem verdrängten sozialen Problem zwischen Arbeitnehmerschutz und Sozialversicherung. Frankfurt Main, Campus Verlag GmbH, 1985.*

Morgenroth K, Schnabel R: *Pathogenese und Pathomorphologie der Tuberkulose; in Konietzko N, Loddenkemper R (eds): Tuberkulose. Stuttgart, Georg Thieme Verlag, 1999 S. 79-88.*

Müller R: *Arbeitsbedingte Gesundheitsgefahren und arbeitsbedingte Erkrankungen als Aufgabe des Arbeitsschutzes. Bremerhaven, Wirtschaftsverlag NW, Verlag für neue Wissenschaften, 2001.*

Nahid P, Pai M, Hopewell PC: *Advances in the diagnosis and treatment of tuberculosis. Proc. Am. Thorac. Soc. 2006;3(1):103-110.*

Nardell EA, Wallis RS: *Here today--gone tomorrow: the case for transient acute tuberculosis infection. Am. J. Respir. Crit Care Med. 2006;174(7):734-735.*

National Collaborating Centre for Chronic Conditions and Centre for Clinical Practice at NICE: *Clinical diagnosis and management of tuberculosis, and measures for its prevention and control. NICE clinical guideline 117, 4-64. 2011.*

Niemann S: *Molekularbiologische Charakterisierung von Mycobacterium tuberculosis-Komplex-Isolaten – Beschreibung der labortechnischen Entwicklungen; in Nienhaus A, Brandenburg S, Teschler H (eds): Tuberkulose als Berufskrankheit – Ein Leitfaden zur Begutachtung. Landsberg, ecomed Medizin, 2009 S. 93-104.*

Nienhaus A: *Tuberkulose im Gesundheitswesen. Pneumologie. 2009;63(1):23-30.*

Nienhaus A: *Gefährdungsprofile – Unfälle und arbeitsbedingte Erkrankungen in Gesundheitsdienst und Wohlfahrtspflege. Landsberg/Lech, ecomed Medizin, 2010.*

Nienhaus A, Harling M, Schablon A, Diel R: *Tuberkulosevorsorge bei Beschäftigten im Gesundheitsdienst. Atemw. -Lungenkrankh. 2009a;35(6):236-244.*

Nienhaus A, Loddenkemper R, Hauer B, Wolf N, Diel R: *Latent tuberculosis infection in healthcare workers--evaluation of an Interferon-gamma release assay. Pneumologie. 2007a;61(4):219-223.*

Nienhaus A, Remé T: *Arbeitsmedizinische Grundlagen für die Beweiserleichterung bei der Begutachtung der TB; in Nienhaus A, Brandenburg S, Teschler H (eds): Tuberkulose als Berufskrankheit – Ein Leitfaden zur Begutachtung. Landsberg, ecomed Medizin, 2009 S. 295-300.*

Nienhaus A, Schablon A, Diel R: *Interferon-Gamma Release Assay for the Diagnosis of Latent TB Infection – Analysis of Discordant Results, when Compared to the Tuberculin Skin Test.* PLoS ONE 2008a;3(7):e2665.

Nienhaus A, Schablon A, Loddenkemper R, Hauer B, Wolf N, Diel R: *Prevalence of latent tuberculosis infection in healthcare workers in geriatric care.* Pneumologie. 2007b;61(9):613-616.

Nienhaus A, Schablon A, Siano B, le Bacle C, Diel R: *Evaluation of the Interferon-gamma Release Assay in Healthcare Workers.* Int Arch Occup Enviro Health 2008b;81(3):295-300.

Nienhaus A, von Schwarzkopf H, Wunderle W: *Tb-Vorsorgeuntersuchung entsprechend der Biostoff-verordnung in Kombination mit der Verordnung zur arbeitsmedizinischen Vorsorge; in Nienhaus A, Brandenburg S, Teschler H (eds): Tuberkulose als Berufskrankheit – Ein Leitfaden zur Begutachtung.* Landsberg, ecomed Medizin, 2009b S. 259-270.

Ong A, Rudoy I, Gonzalez LC, Creasman J, Kawamura LM, Daley CL: *Tuberculosis in healthcare workers: a molecular epidemiologic study in San Francisco.* Infect. Control Hosp. Epidemiol. 2006;27(5):453-458.

Oxlade O, Schwartzman K, Menzies D: *Interferon-gamma release assays and TB screening in high-income countries: a cost-effectiveness analysis.* Int. J. Tuberc. Lung Dis. 2007;11(1):16-26.

Pai M: *Spectrum of latent tuberculosis – existing tests cannot resolve the underlying phenotypes.* Nat. Rev. Microbiol. 2010;8(3):242.

Pai M, Joshi R, Bandyopadhyay M, Narang P, Dogra S, Taksande B, Kalantri S: *Sensitivity of a whole-blood interferon-gamma assay among patients with pulmonary tuberculosis and variations in T-cell responses during anti-tuberculosis treatment.* Infection. 2007;35(2):98-103.

Pai M, Joshi R, Dogra S, Mendiratta DK, Narang P, Dheda K, Kalantri S: *Persistently elevated T-cell interferon-gamma responses after treatment for latent tuberculosis infection among health care workers in India: a preliminary report.* J. Occup. Med. Toxicol. 2006a;1:7.

Pai M, Joshi R, Dogra S, Mendiratta DK, Narang P, Kalantri S, Reingold AL, Colford JM, Jr., Riley LW, Menzies D: *Serial Testing of Health Care Workers for Tuberculosis using Interferon-{gamma} Assay.* Am. J. Respir. Crit Care Med. 2006b;174(3):149-55.

Pai M, Joshi R, Dogra S, Zwerling AA, Gajalakshmi D, Goswami K, Reddy MV, Kalantri A, Hill PC, Menzies D, Hopewell PC: *T-cell assay conversions and reversions among household contacts of tuberculosis patients in rural India.* Int. J. Tuberc. Lung Dis. 2009;13(1):84-92.

Pai M, Kalantri S, Dheda K: *New tools and emerging technologies for the diagnosis of tuberculosis: part I. Latent tuberculosis.* Expert. Rev. Mol. Diagn. 2006c;6(3):413-422.

Pai M, O'Brien R: *Serial testing for tuberculosis: can we make sense of T-cell assay conversions and reversions?* PLoS. Med. 2007;4(6):e208.

Pai M, Zwerling A, Menzies D: Systematic Review: *T-Cell-Based Assays for the Diagnosis of Latent Tuberculosis Infection: An Update.* Ann. Intern. Med. 2008;149(3):177-184.

Palazzo R, Spensieri F, Massari M, Fedele G, Frasca L, Carrara S, Goletti D, Ausiello CM: *Use of whole-blood samples in in-house bulk and single-cell antigen-specific gamma interferon assays for surveillance of Mycobacterium tuberculosis infections.* Clin. Vaccine Immunol. 2008;15(2):327-337.

Perry S, Sanchez L, Yang S, Agarwal Z, Hurst P, Parsonnet J: *Reproducibility of QuantiFERON-TB gold in-tube assay.* Clin. Vaccine Immunol. 2008;15(3):425-432.

Pollock NR, Campos-Neto A, Kashino S, Napolitano D, Behar SM, Shin D, Sloutsky A, Joshi S, Guillet J, Wong M, Nardell E: *Discordant QuantiFERON-TB Gold Test Results Among US Healthcare Workers With Increased Risk of Latent Tuberculosis Infection: A Problem or Solution? Infect. Control Hosp. Epidemiol. 2008;29(9):878-886.*

Ponce de Leon D, Acevedo-Vasquez E, Alvizuri S, Gutierrez C, Cucho M, Alfaro J, Perich R, Sanchez-Torres A, Pastor C, Sanchez-Schwartz C, Medina M, Gamboa R, Ugarte M: *Comparison of an interferon-gamma assay with tuberculin skin testing for detection of tuberculosis (TB) infection in patients with rheumatoid arthritis in a TB-endemic population. J. Rheumatol. 2008;35(5):776-781.*

Pooran A, Booth H, Miller RF, Scott G, Badri M, Huggett JF, Rook G, Zumla A, Dheda K: *Different screening strategies (single or dual) for the diagnosis of suspected latent tuberculosis: a cost effectiveness analysis. BMC Pulm. Med 2010;10:7.*

Rangaka MX, Wilkinson KA, Seldon R, van CG, Meintjes GA, Morroni C, Mouton P, Diwakar L, Connell TG, Maartens G, Wilkinson RJ: *Effect of HIV-1 infection on T-Cell-based and skin test detection of tuberculosis infection. Am. J. Respir. Crit Care Med. 2007;175(5):514-520.*

Raval A, Akhavan-Toyserkani G, Brinker A, Avigan M: *Brief communication: characteristics of spontaneous cases of tuberculosis associated with infliximab. Ann. Intern. Med 2007;147(10):699-702.*

Reichman L, Hopkins Tanne J: *Timebomb: The Global Epidemic of Multi-Drug Resistant Tuberculosis.* McGraw-Hill, 2003.

Ringshausen FC, Nienhaus A, Schablon A, Schlosser S, Schultze-Werninghaus G, Rohde G: *Predictors of persistently positive Mycobacterium-tuberculosis-specific interferon-gamma responses in the serial testing of health care workers. BMC. Infect. Dis. 2010;10(1):220.*

Ringshausen FC, Nienhaus A, Torres CJ, Knoop H, Schlosser S, Schultze-Werninghaus G, Rohde G: *Within-subject Variability of Mycobacterium-tuberculosis-specific Interferon-gamma Responses in German Health Care Workers. Clin. Vaccine Immunol. 2011;18(7):1176-1182.*

Ringshausen FC, Schlosser S, Nienhaus A, Schablon A, Schultze-Werninghaus G, Rohde G: *In-hospital contact investigation among health care workers after exposure to smear-negative tuberculosis. J. Occup. Med. Toxicol. 2009;4(1):11.*

RKI: Ständige Impfkommision am Robert Koch-Institut (STIKO): *Impfempfehlungen. Epidemiologisches Bulletin 1998;15:109-112.*

Ruhwald M, Petersen J, Kofoed K, Nakaoka H, Cuevas LE, Lawson L, Squire SB, Eugen-Olsen J, Ravn P: *Improving T-cell assays for the diagnosis of latent TB infection: potential of a diagnostic test based on IP-10. PLoS. ONE. 2008;3(8):e2858.*

Sawanyawisuth K, Chaiear N, Sawanyawisuth K, (Limpawattana P, Bourpoern J, Reechaipichitkul W, Takahashi K: *Can workplaces be predictors for recent onset latent tuberculosis in health care workers? J. Occup. Med. Toxicol. 2009;4:20.*

Schablon A, Beckmann G, Harling M, Diel R, Nienhaus A: *Prevalence of Latent Tuberculosis Infection among Health Care Workers in a hospital for pulmonary diseases. J. Occup. Med. Toxicol. 2009; 4(1):1.*

Schablon A, Harling M, Diel R, Nienhaus A: *Risk of latent TB infection in individuals employed in the healthcare sector in Germany: a multicentre prevalence study. BMC. Infect. Dis. 2010a;10:107.*

Schablon A, Harling M, Diel R, Ringshausen FC, Torres CJ, Nienhaus A: *Serial testing with an interferon-gamma release assay in German healthcare workers. GMS. Krankenhhyg. Interdiszip. 2010b;5(2).*

Schablon A, Nienhaus A: *The use of Interferon-gamma Release Assays for the diagnosis of latent tuberculosis infections in healthcare workers. Hyg Med 2007;32(11):430-436.*

Schumacher I, Sommerwerck D: *Tuberkulose als Berufskrankheit – Personalerkrankungen in einer Lungenklinik über 30 Jahre. Prax. Pneumol. 1981;35:603-605.*

Seidler A, Nienhaus A, Diel R: *Review of epidemiological studies on the occupational risk of tuberculosis in low-incidence areas. Respiration. 2005;72(4):431-446.*

Sellam J, Hamdi H, Roy C, Baron G, Lemann M, Puechal X, Breban M, Berenbaum F, Humbert M, Weldingh K, Salmon D, Ravaud P, Emilie D, Mariette X: *Comparison of in vitro-specific blood tests with tuberculin skin test for diagnosis of latent tuberculosis before anti-TNF therapy. Ann. Rheum. Dis. 2007;66(12):1610-1615.*

Sepkowitz KA, Friedman CR, Hafner A, Kwok D, Manoach S, Floris M, Martinez D, Sathianathan K, Brown E, Berger JJ.: *Tuberculosis among urban health care workers: a study using restriction fragment length polymorphism typing. Clin. Infect. Dis. 1995;21(5):1098-1101.*

Sester M, Sotgiu G, Lange C, Giehl C, Girardi E, Migliori GB, Bossink A, Dheda K, Diel R, Dominguez J, Lipman M, Nemeth J, Ravn P, Winkler S, Huitric E, Sandgren A, Manissero D: *Interferon-{gamma} release assays for the diagnosis of active tuberculosis: A systematic review and meta-analysis. Eur. Respir. J 2011;37(1):100-11.*

Soborg B, Andersen AB, Larsen HK, Weldingh K, Andersen P, Kofoed K, Ravn P: *Detecting a low prevalence of latent tuberculosis among health care workers in Denmark detected by M. tuberculosis specific IFN-gamma whole-blood test. Scand. J. Infect. Dis. 2007;39(6-7):554-559.*

Sontag S: *Krankheit als Metapher. Frankfurt am Main, Fischer Taschenbuch Velag, 1981.*

Stebler A, Iseli P, Muhlemann K, Bodmer T: *Whole-blood interferon-gamma release assay for baseline tuberculosis screening of healthcare workers at a swiss university hospital. Infect. Control Hosp. Epidemiol. 2008;29(7):681-683.*

Stop TB Partnership, World Health Organisation: *Global Plan to Stop TB 2006-2015 – Actions for life, towards a world free of tuberculosis. Geneva, Switzerland, 2006.*

Teleky L: *Ludwig Teleky und die Westdeutsche Sozialhygienische Akademie; in Milles D, Schmacke N (eds): Düsseldorf, Akademie für öffentliches Gesundheitswesen, 1999 S. 204.*

Torres Costa J, Silva R, Ringshausen F, Nienhaus A: *Screening for tuberculosis and prediction of disease in Portuguese healthcare workers. J Occup Med Toxicol. 2011a;6(1):19.*

Torres Costa J, Silva R, Sa R, Cardoso MJ, Nienhaus A: *Results of five-year systematic screening for latent tuberculosis infection in healthcare workers in Portugal. J Occup. Med Toxicol. 2010;5(1):22.*

Torres Costa J, Silva R, Sa R, Cardoso MJ, Nienhaus A: *Serial testing with the interferon-gamma release assay in Portuguese healthcare workers. Int Arch Occup Enviro Health 2011b;84(4):461-469.*

Torres CJ, Sa R, Cardoso MJ, Silva R, Ferreira J, Ribeiro C, Miranda M, Placido JL, Nienhaus A: *Tuberculosis screening in Portuguese healthcare workers using the tuberculin skin test and the interferon-gamma release assay. Eur. Respir. J. 2009;34(6):1423-1428.*

Tripodi D, Brunet-Court, Nael V, Audrain M, Chailleux E, Germaud P, Naudin F, Muller JY, Bourrut-Lacouture M, Durand-Perdriel MH, Gordeeff C, Guillaumin G, Houdebine M, Raffi F, Boutoille D, Biron C, Potel G, Roedlich C, Geraut C, Schablon A, Nienhaus A: *Evaluation of the tuberculin skin test and the interferon-gamma release assay for TB screening in French healthcare workers. J. Occup. Med. Toxicol. 2009;4:30.*

Van Deutekom H, Gerritsen JJ, van Soolingen D, van Ameijden EJ, van Embden JD, Coutinho RA: *A molecular epidemiological approach to studying the transmission of tuberculosis in Amsterdam.* Clin. Infect. Dis. 1997;25(5):1071-1077.

Van Soolingen D, Borgdorff MW, de Haas PE, Sebek MM, Veen J, Dessens M, Kremer K, van Embden JD: *Molecular epidemiology of tuberculosis in the Netherlands: a nationwide study from 1993 through 1997.* J Infect. Dis. 1999;180(3):726-736.

Van Zyl-Smit RN, Pai M, Peprah K, Meldau R, Kieck J, Juritz J, Badri M, Zumla A, Sechi LA, Bateman ED, Dheda K: *Within-subject variability and boosting of T-cell interferon-gamma responses after tuberculin skin testing.* Am. J. Respir. Crit Care Med. 2009;180(1):49-58.

Vassilopoulos D, Stamoulis N, Hadziyannis E, Archimandritis AJ: *Usefulness of enzyme-linked immunospot assay (elispot) compared to tuberculin skin testing for latent tuberculosis screening in rheumatic patients scheduled for anti-tumor necrosis factor treatment.* J. Rheumatol. 2008;35(7):1271-1276.

Veerapathran A, Joshi R, Goswami K, Dogra S, Moodie EE, Reddy MV, Kalantri S, Schwartzman K, Behr MA, Menzies D, Pai M: *T-cell assays for tuberculosis infection: deriving cut-offs for conversions using reproducibility data.* PLoS. ONE. 2008;3(3):e1850.

Veeser PI, Smith PK, Handy B, Martin SR: *Tuberculosis screening on a health science campus: use of QuantiFERON-TB Gold Test for students and employees.* J. Am. Coll. Health 2007;56(2):175-180.

Vincenti D, Carrara S, Butera O, Bizzoni F, Casetti R, Girardi E, Goletti D: *Response to region of difference 1 (RD1) epitopes in human immunodeficiency virus (HIV)-infected individuals enrolled with suspected active tuberculosis: a pilot study.* Clin. Exp. Immunol. 2007;150(1):91-98.

Vinton P, Mihrshahi S, Johnson P, Jenkin GA, Jolley D, Biggs BA: *Comparison of QuantiFERON-TB Gold In-Tube Test and Tuberculin Skin Test for Identification of Latent Mycobacterium tuberculosis Infection in Healthcare Staff and Association Between Positive Test Results and Known Risk Factors for Infection.* Infect. Control Hosp. Epidemiol. 2009;30(3):215-221.

Wang JY, Lee LN, Lai HC, Hsu HL, Liaw YS, Hsueh PR, Yang PC: *Prediction of the tuberculosis reinfection proportion from the local incidence.* J. Infect. Dis. 2007;196(2):281-288.

Wang SH, Powell DA, Nagaraja HN, Morris JD, Schlesinger LS, Turner J: *Evaluation of a modified interferon-gamma release assay for the diagnosis of latent tuberculosis infection in adult and paediatric populations that enables delayed processing.* Scand. J Infect. Dis. 2010;42(11-12):845-850.

World Health Organization: *2010/2011 Tuberculosis – Global facts.*

Wright A, Zignol M, van Deun A, Falzon D, Gerdes SR, Feldman K, Hoffner S, Drobniewski F, Barrera L, van Soolingen D, Boulabhal F, Paramasivan CN, Kam KM, Mitarai S, Nunn P, Raviglione M: *Epidemiology of antituberculosis drug resistance 2002-07: an updated analysis of the Global Project on Anti-Tuberculosis Drug Resistance Surveillance.* Lancet. 2009;373(9678):1861-1873.

Wrighton-Smith P, Zellweger JP: *Direct costs of three models for the screening of latent tuberculosis infection.* Eur. Respir. J. 2006;28(1):45-50.

Yoshiyama T, Harada N, Higuchi K, Nakajima Y, Ogata H: *Estimation of incidence of tuberculosis infection in health-care workers using repeated interferon-gamma assays.* Epidemiol. Infect. 2009; 1-8.

Zwerling A, van den Hof S, Scholten J, Cobelens F, Menzies D, Pai M: *Interferon-gamma release assays for tuberculosis screening of healthcare workers: a systematic review.* Thorax. 2011.